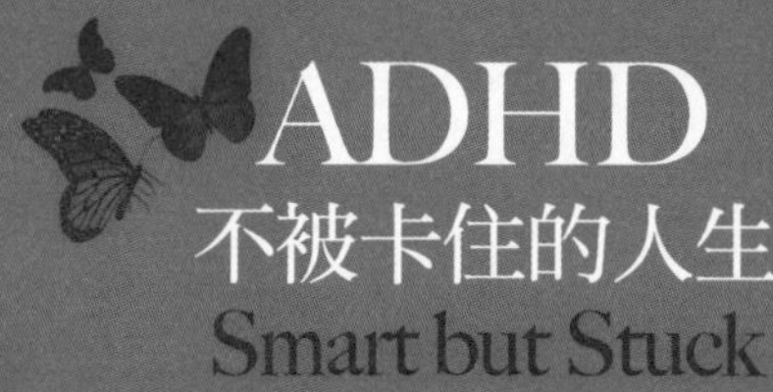

ADHD
不被卡住的人生
Smart but Stuck

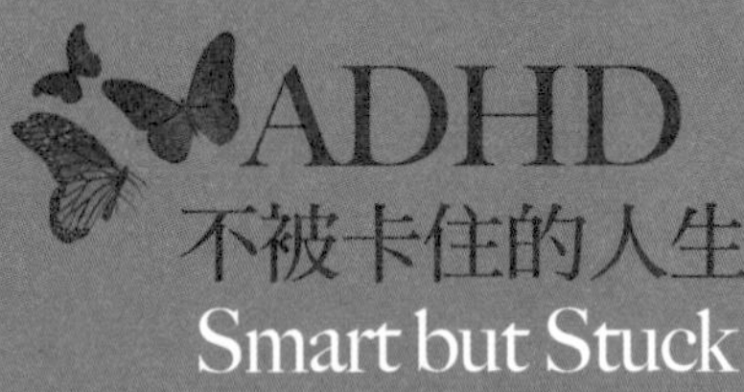
ADHD
不被卡住的人生
Smart but Stuck

ADHD 不被卡住的人生

情緒與注意力缺陷過動症，青少年與成年人的真實故事

Smart but Stuck

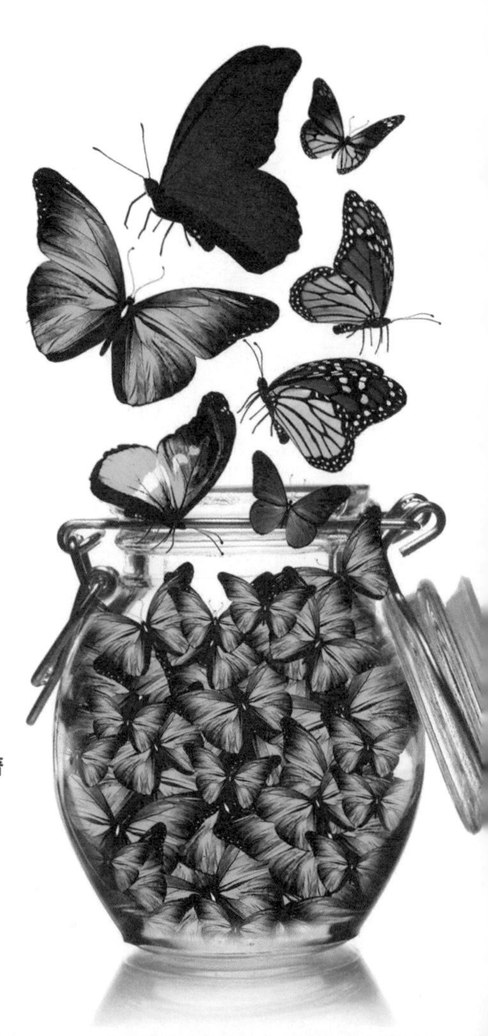

臨床心理學家
湯馬士・布朗 Thomas E. Brown 著

何善欣 譯

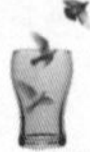

《大眾心理學叢書》

出版緣起

王榮文

一九八四年，在當時一般讀者眼中，心理學還不是一個日常生活的閱讀類型，它還只是學院門牆內一個神祕的學科，就在歐威爾立下預言的一九八四年，我們大膽推出《大眾心理學全集》的系列叢書，企圖雄大地編輯各種心理學普及讀物，迄今已出版達三百種。

《大眾心理學全集》的出版，立刻就在臺灣、香港得到旋風式的歡迎，翌年，論者更以「大眾心理學現象」為名，對這個社會反應多所論列。這個閱讀現象，一方面使遠流出版公司後來與大眾心理學有著密不可分的聯結印象，一方面也解釋了臺灣社會在群體生活日趨複雜的背景下，人們如何透過心理學知識掌握發展的自我改良動機。

但十年過去，時代變了，出版任務也變了。儘管心理學的閱讀需求持續不衰，我們仍要虛心探問：今日中文世界讀者所要的心理學書籍，有沒有另一層次的發展？

在我們的想法裡，「大眾心理學」一詞其實包含了兩個內容：一是「心理學」，指出叢書的範圍，但我們採取了更寬廣的解釋，不僅包括西方學術主流的各種心理科學，也包括規範性的東方心性之學。二是「大眾」，我們用它來描述這個叢書的「閱讀介面」，大眾，是一種語調，也是一種承諾（一種想為「共通讀者」服務的承諾）。

經過十年和二百種書，我們發現這兩個概念經得起考驗，甚至看來加倍清晰。但叢書要打交道的讀者組成變了，叢書內容取擇的理念也變了。

從讀者面來說，如今我們面對的讀者更加廣大、也更加精細（sophisticated）；這個叢書同時要了解高度都市化的香港、日趨多元的臺灣，以及面臨巨大社會衝擊的中國沿海城市，顯然編輯工作是需要梳理更多更細微的層次，以滿足不同的社會情境。

從內容面來說，過去《大眾心理學全集》強調建立「自助諮詢系統」，並揭櫫「每冊都解決一個或幾個你面臨的問題」。如今「實用」這個概念必須有新的態度，一切知識終極都是實用的，而一切實用的卻都是有限的。這個叢書將在未來，使「實用的」能夠與時俱進（update），卻要容納更多「知識的」，使讀者可以在自身得到解決問題的力量。新的承諾因而改寫為「每冊都包含你可以面對一切問題的根本知識」。

在自助諮詢系統的建立，在編輯組織與學界連繫，我們更將求深、求廣，不改初衷。

這些想法，不一定明顯地表現在「新叢書」的外在，但它是編輯人與出版人的內在更新，叢書的精神也因而有了階段性的反省與更新，從更長的時間裡，請看我們的努力。

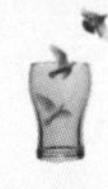

推薦文

ADHD的治療需三管齊下

吳佑佑（宇寧身心診所負責人）

注意力缺陷過動症（Attention-Deficit/Hyperactivity Disorder, ADHD）是一種在兒童期最常見的兒童精神醫學診斷，有可能發生在任何年齡、性別或文化背景的孩子。這是一個腦部發展的困難（Neurodevelopmental Disorder），以行為、情緒、學習等問題呈現症狀，一般對「注意力缺陷過動症」不認識的大眾而言，ADHD孩子的行為表現應該是管教失當或社會環境縱容的結果；但國內醫療及教育單位已將ADHD視為一種生理性功能受損的疾病，需要特教及醫療的介入。

注意力不足過動症 Attention-Deficit /Hyperactivity Disorder（ADHD）

美國《精神疾病診斷與統計手冊》列舉ADHD之主要症狀如下：

注意力缺陷（不集中）、活動量過多（過動）、行為衝動（衝動）

1. 不專心：六項（或更多）以下的症狀，持續至少半年：

a. 無法專注於細節或粗心錯誤於做學校作業、工作，或其他的活動時。

b. 難持續專注於工作或遊戲活動（例如：聽講、對話，或冗長的閱讀）。

c. 沒有在聽別人對他（她）說話（例如：心思看起來在別處）。

d. 無法遵循指示，完成學校作業、家事或工作場所的本份（例如：拖延）。

e. 困難組織規劃工作及活動（例如：順序性的工作；保持物品及個人所有物的整齊；時間規劃；趕不上截止日期）。

f. 逃避，不喜歡或不願意從事需要持續性動腦的工作（例如：學校作業報告，文件等）。

g. 弄丟工作上或活動必需的東西（例如：學校作業、鉛筆、書、工具、皮夾、鑰匙、文件、眼鏡、手機等）。

h. 容易受外在刺激影響而分心（青少年及成人包括不相關的思緒在內）。

i. 總是在日常生活中忘東忘西的（例如：做家事、執行任務；對於稍長的青少年及成人，則是如回覆電話、付帳單、赴約等）。

17歲以上的青少年及成人，至少要符合五項症狀

2. 過動與衝動：六項（或更多）以下的症狀，持續至少半年：

a. 坐不住或敲擊手腳或扭動身體。

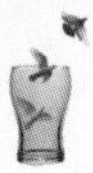

b. 離開座位（例如：離開他/她在教室、辦公室、或其他工作場合的座位，或其他需要留在該場合裡的情境）。

c. 亂跑或爬高爬低（注意：在青少年或成人，可能侷限於感覺靜不下來）。

d. 很難安靜地玩或參與休閒活動。

e. 動個不停，或像被馬達驅動一樣。

e. 很多話。

e. 問題還沒問完前就急著回答（例如：不能在對話中等待輪流）。

h. 無法等待輪流（例如：當排隊時）。

i. 打斷或干擾別人（例如：插嘴、打斷遊戲、或活動：可能沒經過詢問或得到同 意就開始使用其他人的物品；青少年及成人，可能介入或接管其他人正在做的事）。

17歲以上的青少年及成人，至少要符合五項症狀

過動症的核心症狀對個人學習、情緒發展、人際關係、親子互動等都有強烈的影響。長期追蹤的研究指出，個案自我價值與自信受影響，若患童早期學習習慣未建立或學習成就未被提升，到青春期時就算症狀有改善，要再回頭建立習慣，事倍功半，鼓勵早期接受治療。

過動症的成因是生理性的，症狀影響個案生活是全面性的，藥物治療的時機是必須要

考慮的。但我常用一個比喻向個案解釋藥物的使用，吃藥如同戴眼鏡，眼鏡戴上看不清楚的問題被解決了，讓我們可以去學開車；而真正會開車，必須透過學習，練習才能熟能生巧；當然還必須當事人有意願去學開車，而意願決定於個人。完整的治療必須合併親職、親子的諮商或患者個人心理及行為治療，家長要多增加自己的知識，才能理解孩子幫助孩子。完整的介入是個案與家庭、學校三管齊下。藥物的輔助，有短效型及長效型兩種，能讓神經突出處多巴胺的量增加，改善孩子的專注力、衝動控制等行為。藥物的使用、劑量調整、副作用等都需要跟醫師討論。

本書中，布朗博士先以完整章節介紹過動症患者的腦功能及情緒處理的關係，強調過動症患者不僅僅是專注力的問題，情緒的困擾更加深了患者生活調節適應的困難。再以青少年至成人的個案方式介紹，談到個人心理及情緒的困擾對生活的影響，深入淺出地談到共病議題，如強迫症、焦慮症、自閉症等，都是我們臨床工作常見的診斷，更延伸到合併症的藥物治療。

認識善欣近二十年了，長期為提升社會對過動症的認識努力，我最早讀到的介紹過動症的中文書籍就是善欣翻譯的，至今都是介紹家長閱讀的首選。這次精選了這本湯馬士・布朗博士（Dr. Thomas Brown）的著作，絕對值得家長、個案或專業人員參考。

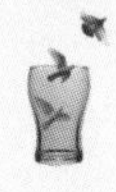

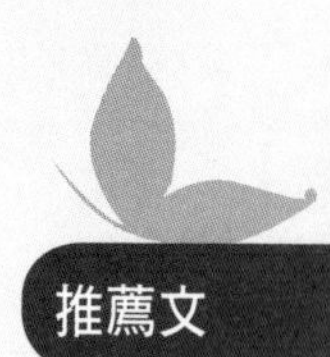

推薦文

解除ADHD的封印

陳錦宏
（台灣心動家族兒童青少年關懷協會理事長／
精神科教授級主治醫師）

接到邀請來為何善欣女士新翻譯的《ADHD不被卡住的人生—情緒與注意力缺陷過動症，青少年和成年人真實的故事》寫推薦序時，自己是非常榮幸。自己在心動家族的ADHD家庭支持模式建立過程時，常常聽到何女士的名字，原因來自於她創立了中華民國過動兒協會，翻譯了重要的ADHD教養書籍如《過動兒父母完全指導手冊》。而在知道她新翻譯的是湯馬士·布朗(Thomas E. Brown)博士更加高興，因湯馬士·布朗博士是近代ADHD研究演進的重要學者之一。

ADHD近代研究受惠於腦部影像學及神經認知科學的進步，已逐漸從行為症狀學表現型（phenotype）發展至可客觀測量的內在表現型（endophenotype），比如此書提到的認知執行功能及情緒調控功能即是重要的代表，這讓ＡＤＨＤ的研究與了解，除了重要的主觀描述外，擴展另一種客觀測量的可能，而這些概念也慢慢運用到臨床診斷與治療評估等。

舉例說，若對ＡＤＨＤ的瞭解只從簡單症狀看待時，就會對為何ＡＤＨＤ孩子在念書時不專心，看電視玩電動時卻很專心感到疑惑，甚至有人會用此來質疑診斷。然而透過神經認知功能的研究理解，就知道表面的注意力行為背後包含了許多大腦功能，如動機、延遲回饋能力、持續注意力與情緒調控等，所以真正注意力的症狀學定義是：「一件自己知道要做與該注意的事，但並不見得有興趣的時候，而仍有辦法去注意的能力」，這代表一種大腦自我調控的能力，和大腦成熟度有關。而ＡＤＨＤ在數十篇腦部影像學研究後，明顯呈顯出部分大腦因發展較慢，表現出較同年齡孩子較幼稚的能力，而這些大腦區域就集中注意力、認知執行功能及情緒調控區域。

這本書基本上將近年來這領域的發展做了非常詳盡的介紹，看完後相信對ＡＤＨＤ的了解會深入許多，對關心ＡＤＨＤ的議題的人可以少掉在表面的一些症狀字句上混淆甚至爭議的困惑。

此書也提供了多個完整治療的患者故事，內容非常切合實際案例且精彩，從中可了解ＡＤＨＤ在不同人身上呈現出的不同樣貌，包括症狀不同、環境壓力、發展議題、共病、

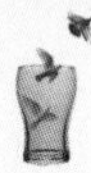

治療模式等，令人印象深刻的是，雖然作者是心理師，但其對藥物的理解與建議很符合當代證據醫學研究及治療指引的結果，也因此其對患者的治療建議均認真包含藥物部分運用，這對台灣非醫師的其他相關專業人員應該會有些啟示。

不過在此書仍有些閱讀時需思考的點，如睡眠困擾的患者，案例中最後仍使用曾用過的大麻來處理，基本上ADHD患者有相當比例有睡眠問題如睡眠呼吸中止症或腳不寧症候群，實務上應該會診睡眠專家做進一步診斷處理，而非如書上的處理流程而已。另外，合併神經興奮劑及非神經興奮劑此部分研究尚未有定論，如副作用加成，因此仍需小心運用。

此外本書均選擇高功能及家庭或學校能力很好的ADHD患者，即使如此都會出現很大挑戰，更不用說對那些一般功能或家庭、學校能力較弱的ADHD患者，成長及治療之路常是孤獨與辛苦，這也是我們花十年去創建台灣心動家族ADHD照護共同行動模式的原因。

非常樂見此書出版，何女士翻譯及文筆能力非常好，讀來十分流暢，此書將可給ADHD患者與照顧者跟得上時代的ADHD知識與理解，進而以此知識能力去尋求好的專業協助，進而解除ADHD造成的封印，發展自己最大的可能人生。抱怨這件事情，對於注意力缺陷過動症朋友來說，無濟於事，只會讓他們更陷於人生。

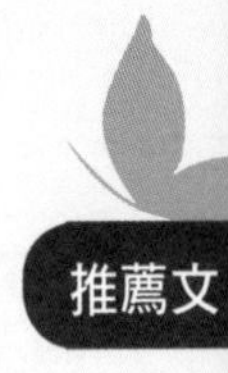

推薦文

輕盈跳脫，卡住的人生

王意中（王意中心理治療所所長／臨床心理師）

在許多的演講場合，我常常會和父母以及老師談到一件事情，當孩子離開學校，進入社會，其實職場上，並不會管你是不是注意力缺陷過動症（ＡＤＨＤ）！

這一句話很殘酷，卻也很現實。

深受自我控制困擾的孩子們，在整個成長過程中，往往情非得已的喚來許多讓自己以及周遭他人頭痛不已的事。讓自己的內心，總是處在跌跌撞撞，傷痕累累，失敗與挫折，而無法喘息。

然而，注意力缺陷過動症，一直是我認為可塑性最高的一群孩子們。特別是，只要放對位置，他們就有機會，在成長之後，發光發亮。

抱怨這件事情，對於注意力缺陷過動症朋友來說，無濟於事，只會讓他們更陷於人生

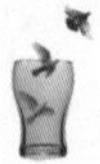

的困境。

突破，尋找最適合自己的位置，找到自己能力與眼前事物的最佳組合狀態，讓自信心與自尊心，可以被燃燒起來。同時，我們的陪伴與支援，讓他們能夠持續保有熱情人生的續航力。

《ＡＤＨＤ不被卡住的人生》這本書非常有別於其他的作品，讓我們有機會瞭解注意力缺陷過動症，在青春期以及成年階段，他們實際遭遇的現況。

在閱讀的過程中，我深信，能讓相同遭遇的孩子與大人們，產生心有戚戚焉與貼近的共鳴。同時，燃起心中的被瞭解以及不孤單。

這本書，終於讓我們不需再自怨自艾。

《ＡＤＨＤ不被卡住的人生》不只限於關注注意力缺陷過動症缺乏自我控制的表面問題，而是引導了讀者，從另外一道重要的面向，「情緒」因素的介入。同時，讓我們思考「情境脈絡」對於ＡＤＨＤ的關鍵影響。

我經常強調，在我們的教育裡，情緒管理很少被觸及到，但是卻又非教不可。因為情緒的覺察、轉念與行動，深深影響到，一個孩子在成長過程，以及日後的生活、學習、感情、工作與人際等，在在扮演了關鍵的決定性角色。

從情緒切入，讓我們有機會感同身受，同理與接納，青春期以及成年注意力缺陷過動症朋友，他們所面對的無奈困境。同時，也再度提醒了我們，多年來，被視為老是犯錯不斷的他們，真的不是故意的。

長期以來。注意力缺陷過動症青少年以及成年階段的生命故事與協助內容，似乎是一段很容易自然被遺忘，不被重視的課題。許多正值這階段的ＡＤＨＤ朋友，以及家人、老師們，往往缺乏可以參照的經驗。也因此，ＡＤＨＤ要不自我消沉、自我放棄，或自我暗示「人生就是如此」，或在茫茫的生命中，找不到有所遵循的方向。

幸運的是，《ＡＤＨＤ不被卡住的人生》，這一本兼具臨床實務以及理論實證的嚴謹著作，像一把智慧鑰匙，完整呈現出注意力缺陷過動症青少年以及成人階段的新面貌。原來，ＡＤＨＤ依然能夠輕盈地，跳脫卡住的人生。

誠摯推薦給您。

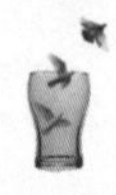

推薦文

人生，需要學習與特質和平共存！

曲智鑛（陶璽特殊教育工作室創辦人）

從幼稚園起，我就是老師眼中的問題人物。捉弄同學、把書包從二樓丟到一樓、上課看漫畫、做事只求當下有趣絲毫不考慮後果……總是就是個闖禍大王。所以當我現在以特教教師的身分，面對衝動或注意力不足的孩子時，我真的打從內心能理解他們的感受。在拙作《不孤單，一起走》中詳細的提到了我身為ADHD特質者的心路歷程，以及與孩子們相處時的點滴。直到現在，我仍然覺得這些特質沒有從我身上消失，只是我學會與他們和平共處。我和孩子們相處時，我從不認為障礙名稱很重要，我看到的不是「自閉症」「注意力缺陷過動症」「學習障礙」「智能障礙」，而是「孩子對大班聽課的注意力不集中」「孩子情緒控制較弱」「孩子社交應變能力較不足」「孩子用聽的比用看的較容易學習」……所有人都有自己的特色，有優勢與弱勢，每個人都是獨一無二的存在。我不喜歡說缺陷、障礙這些字眼，因為這代表無法彌補或跨越。應該說每個人都有與生俱來的特質，只是有些人的特質會造成生活與學習上的困難，只要身邊的人用適當的方式與醫學、科技的輔助，他仍然可以順利適應社會，過著自信愉快的生活。

本書從學術理論開始，詳細說明ＡＤＨＤ特質的人的大腦究竟發生甚麼事，有助於大家理解其行為背後的原因「原來他不是故意的！」「原來他的特質是這樣！」增加大眾的同理心與接納度。最棒的是，書中提到數個真實的案例，包含孩子的家庭狀況、遇到的挫折、諮商團隊如何從中介入溝通、調整環境與做法……為第一線的教師與工作人員提供良好的示範，也讓家長能意識到家庭環境對孩子是多麼重要，以及該如何與孩子對話，給予適當的期待。教師與家長可以把本書當成工具書來閱讀與理解，並實際用於孩子身上。書中的案例遇到許多挫折與困境，最後也不一定是皆大歡喜的結局；但他們都在自己的努力與他人的協助下，依照自己的步調調整、改變，一天比一天戰勝自己。每個人的人生不都是如此？我們都不完美，但我們願意享受生命給的一切，接受自己，喜歡自己，努力讓自己變得更好。我也是如此。那個從小讓老師頭痛不已的「壞孩子」，現在已經學會與自己的特質和平共處，並把這股用不完的精力與熱情用於真心與孩子相處、持續給予家長與學校教師支持的特教工作上；以光頭老師的身分，每天活得充實愉快。看完本書，您必定能更了解孩子，獲得最實用的相處技巧，最重要的，是能從中找到對生命的動力與熱情。

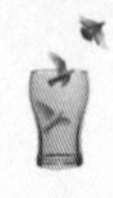

譯者序

破繭而出，多麼美好

何善欣

淡出中華民國過動兒協會十幾年來，三不五時就有朋友問我，你的過動兒長大了嗎？他還過動嗎？他好了嗎？他現在做甚麼？或者看著他長大的朋友會說：「你看他長得多好多帥啊！就知道他不是過動兒嘛！」

其實，ADHD與帥不帥無關，也不是一句「已經好了」或「還沒好」就可以交待的。跨越不同的年齡層，過動症的患者各有樣貌，不同的嚴重程度、個性、智商、喜好和生活脈絡，不是一個診斷、一個格子、一個標籤可以框架概括的。

這些年來，與一些過動兒的父母成為朋友，一起變老，看著孩子長大，發展情況各有不同，但總覺無論是診斷標準、各種療法或資源當中，情緒面向的探討是較少被著墨的。本書的作者布朗在前言中寫道：「雖然有關過動症的研究不斷有進展，其中有一個面向一直沒有被觸及，就是針對每一個執行功能，『情緒』所扮演的角色，這本書要描述說明這個失去的環節。」布朗還說：「過動症的患者確實有高 IQ 的，他們因此而苦更久、更沒有支援，因為他們身邊的人誤以為這麼聰明的人不會因 ADHD 而苦。」

我之所以推薦遠流購買本書版權，並盡速地進行翻譯，除了有關 ADHD 的新知，更因為書中十一個 ADHD 青少年和成年患者的真實故事，不只可從中看到他們的壓力、脆弱和痛苦，更可看到他們的努力和堅強。生命可以不被卡住，聰明才智可以釋放出來、破繭而出，是一件多麼美好的事！

二〇〇二年，遠流初次出版《過動兒父母完全指導手冊》（*Taking Charge of ADHD*），邀請我翻譯時，我們家過動大兒子還是個國中生；二〇一四年，我修訂該書最新中譯版時，大兒子已大學畢業，當完兵。當時的我，已成為單親媽媽多年，與兒子走過人生的高高低低。因遠流的用心，此書在台灣不只是 ADHD 特教領域難得的長銷暢銷書，更是兒童心智科醫師建議必讀的書籍。

感謝遠流不斷地在這個領域深耕，出版本書《ADHD 不被卡住的人生》（*Smart but Stuck*）。此時，我們家過動兒已過了而立之年，不再是過動「兒」了，也在職場工作了好些年。相信本書的新知和十一個真實故事的生命力量，一定可以讓更多人得到安慰和鼓勵，無論是青春期或成年的患者，或是在他們身邊深愛他（她）們的人。

ADHD不被卡住的人生

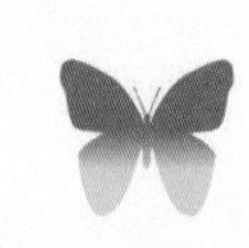

「我的父母總是教我，行為舉止要得宜，不要丟家人的臉。當我大學唸不下去的時候，他們幫我再嘗試，我也真的想再試試看。但就在那關鍵的一天，我應該要開始去上最後兩門的課，才能再被允許入學，但那天我害怕到走不進教室的門。」

——22歲大學生

「我是門薩學會的成員。但我大學頭兩年，一個學分都沒有通過，那時候我吸太多大麻，沒辦法去上課。現在，有幾門課我修得還不錯，因為很有趣且教授教得不錯，但我還是常翹課，也沒辦法著手寫報告……。反正我的成績那麼差，努力畢了業也沒什麼用。」

——23歲大的學生

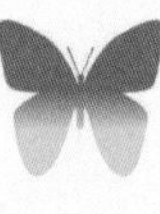

「我結婚25年了，有三個很棒的孩子，也有一份很好的工作：記者。但我最近被解雇了，因為我沒辦法排出工作事項的先後順序，趕不上工作進度。更年期以後，我常無法按部就班的執行和完成工作。以前我在這方面本來就不是很好，最近愈來愈糟。」

——50歲家庭主婦和母親

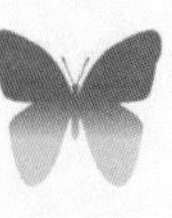

「我爸常說我很聰明，但就是懶惰。或許他是對的。我原本被留校察看，後來被退學了。我常不知道在幹嘛，總是拖到最後一分鐘。我試著吃朋友ADHD的藥，很有幫助，但我爸不讓我吃，他說那些藥跟類固醇一樣。」

——21歲大學生

7 莉莎 (Lisa) 192

「別的小孩好像都聽不懂我的笑話，也不在意我是什麼樣的人。我想交朋友，但沒有人要回我的電話。我想跟爸媽談我的問題，但我爸爸不懂得小孩，媽媽又總是對我大呼小叫。ADHD藥物可以幫我把學校功課做完，但對交朋友一點幫助都沒有。」——15歲高中生

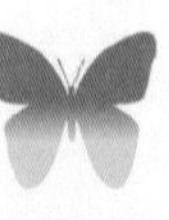

8 史提夫 (Steve) 213

「三個月前，我太太跟我離婚，離婚後一個月我又被公司解雇，兩件事都與我的過動症有關。藥物對我有點幫助，但不夠。我會被某些事情卡住，然後沒有做真正重要的事。我凡事拖延，總是花太長的時間去做一件事。我很會寫電腦程式，但不會為自己寫程式。」——32歲電腦程式設計師

9 蘇 (Sue) 230

「直到唸中學的時候，我的成績都不錯，也沒什麼問題。現在，每個人都認為我沒希望了，因為我哥德式的穿著，而且不太寫功課。我的父母和老師都因為我交的朋友而瞧不起我，其實他們不真正認識我和我的朋友。」——14歲高中生

10 麥特 (Matt) 249

「高中的時候，我還有朋友。但到大學以後，我誰都不認識，因為太害羞，不敢交朋友。我總是自己一個人在房間，吃飯或上課時，才會出去。我變得很憂鬱，然後睡眠也有問題，有些課我已經不去上了。」——18歲大學

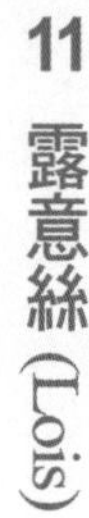

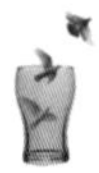

前言

所有的資訊處理都是情緒性的……情緒的能量位階驅動、組織、放大和減弱認知活動。

——神經學家**道吉**（Kenneth Dodge）

過去十數年來，對注意力缺陷過動症（ＡＤＨＤ）的科學研究有顯著的進展。許多人受到此症的影響，無論是患有此症或治療此症，仍有許多人沒有機會對這個複雜的疾症得到最新、最清楚的了解。經由以下的內容，你會發現ＡＤＨＤ不是單純的行為、缺乏意志力或無法專心的問題。

本書呈現了一群青少年或成年人的真實故事，他們都非常聰明，但是你會看到ＡＤＨＤ如何地在各方面卡住他們的人生，無論是在學校課業或日常生活方面，帶來長年的挫折與失敗。幸運的是，經由本書，你會看到大部分的個案，找到了不被卡住的方法以及如何運用有效的療法，幫助他們從痛苦回到正軌。

說明：在本書中，ADHD一詞包括ADHD — Attention Deficit / Hyperactivity Disorder 注意力缺陷過動症，以及ADD — Attention Deficit Disorder 注意力缺陷症。（譯注：在本書中ADHD一詞譯為注意力缺陷過動症，或簡譯為過動症）

臨床和腦神經研究都顯示注意力缺陷過動症是一組複雜、大腦管理系統動態交互作用的缺陷，也稱為大腦「執行功能」（executive functions）的障礙。這些功能牽涉到腦部關鍵的運作能力，包括：

- 組織並開始執行一項工作
- 專注在一項工作上，有需要時，可將注意力從一項工作轉移到另一項
- 調節睡眠和警醒狀態，持續、有效地處理訊息
- 處理挫折，調節情緒
- 運用工作記憶，存取記憶

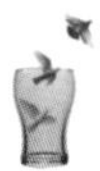

● 監督及自我調節行為

就上述的功能，每個人在某些時候，難免會有狀況，但ＡＤＨＤ患者出狀況的機率比同齡者的頻率高得多。（本書第一章中將針對「執行功能」詳細說明）。

失去的環節：情緒

雖然有關過動症的研究不斷有進展，其中有一個面向一直沒有被觸及，就是針對每一個執行功能，「情緒」所扮演的角色，這本書要描述說明這個失去的環節。一九九六年，神經學家樂杜（Joseph LeDoux）出版了一本書：《腦中有情》（*The Emotional Brain*，繁體中文譯本由遠流出版），強調情緒對腦部認知功能核心重要性的證據。他強調，情緒——絕大部分是無意識的，是強有力的人類思想和行動的關鍵驅動力來源❶。所有人類的行為中，情緒所扮演的核心角色這一環節，還未被整合到大家對ＡＤＨＤ過動症的理解和認識。

我們必須認知到，無論正面或負面，當我們開始一項工作，有先後順序，繼續做或轉移注意力，將一個想法放在主動式記憶區，選擇投入或避開一項工作／情境，「情緒」都扮演著關鍵性的角色。

為了完全了解情緒對過動症所扮演的角色，我們不只知道此症患者很難表達他們所經歷的情緒，同時也要認知到，無論正面或負面，當我們開始一項工作，有先後順序，繼續做或轉移注意力，將一個想法放在主動式記憶區，選擇投入或避開一項工作／情境，「情緒」都扮演著關鍵性的角色。就如同道吉所說：「所有資訊的處理都是情緒性的……情緒的能量位階（energy level）驅動、組織、放大或減弱認知活動。」❷情緒，無論有意識或無意識的，驅動一個人的認知活動，然後成為經驗，也帶來行為。對一個過動症患者而言，如何識別及回應各種不同的情緒，成為其日常生活中主要和長期的困擾。

本書的每一個故事，都顯現出各種不同的情緒，正面的也好，負面的也好，都是每一個案的掙扎。或許有的讀者認為：「喔，這是一個過動症患者，同時也有其他精神方面的問題，如焦慮症、憂鬱症或強迫症，那是在ＡＤＨＤ之外，其他的問題。」我的答覆是：注意力缺陷過動症不是一個認知障礙的獨立穀倉（譯注：silo，泛指獨立運

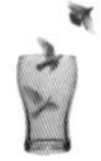

作、自成體系），而其他的情緒障礙是在旁邊的其他獨立穀倉，如何應對及管理情緒困擾，是動態的、密切的與注意力缺陷過動症交織在一起的。

> 如何應對及管理情緒的困擾，是動態的、密切的與注意力缺陷過動症交織在一起的。

從個案和研究中學習

我是一個臨床心理師。三十五年來，我大部分的工作時間都在聆聽需要幫助的過動症患者述說與並與其交談，包括小孩、青少年和成年人。的確，他們當中確實有人同時有情緒、學習或行為的困擾，我的學習主要是從不計其數的對談和述說得來的，無論老少，他們告訴我如何被卡在同樣的情境，又如何從注意力的缺陷、挫折和失敗中解脫出來。當然，故事中當事人的隱私需被保護，但主要情節都是真的。

近年來，神經學、心理學和精神醫學方面的研究，確實解答了許多有關過動症令人費解的疑點，例如，為何他們可以在某些喜歡的事情上很有能量地專注進行，卻無法在其他明知很重要、也決定要做的事情上持續專注下去，有時甚至連開始著手都做不到。經由這些真實的故事，本書還會告訴你研究上的發現，進一步了解患者的掙扎以及ADHD和情緒的關係。

這些年來，我特別關注非常聰明的青少年和成年過動症的患者。他們讓我明白面對ADHD，聰明並不管用。不只是可能，過動症的患者確實有高IQ的，他們因此而苦更久、更沒有支援，因為他們身邊的人誤以為這麼聰明的人不會因ADHD而苦。

不只是可能，過動症的患者確實有高IQ的，他們因此而苦更久、更沒有支援，因為他們身邊的人誤以為這麼聰明的人不會因ADHD而苦。

本書中，我提到的個案都非常聰明，他們的IQ測試分數都是人口百分比中的前9%，但是，他們都被卡住了。他們之所以尋求治療，是因長期不斷的陷溺在沒有生產力和把自己打垮的情緒、想法和行為之中。無論在學業、工作或人際關係中，他們覺得被卡住了，他們無法管理自己的困擾和情緒問題。有的故事，讓我們看到了驚

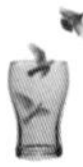

人的成功以及印象深刻的成就；有些故事的主角，還在面對持續的挫折和悲劇性的失落；有的故事是兩種都有。無論如何，我們都從這些故事中看到了情緒在注意力缺陷過動症中扮演的角色。

你可以從這本書得到什麼

本書第一章匯整了最新的臨床、神經科學等的研究結果，提出最新的有關注意力缺陷過動症的描述和認識。第二章到十二章，從青少年到成年過動症患者的真實故事，描述了因過動症和情緒，在家庭中和各種不同的情境中，所帶來的困難。最後一章，將上述的故事做了總結，說明情緒如何的影響過動症患者的生命經驗，也提出了可以如何適當地治療和幫助患者。

同時，這些故事也讓我們看到，要把他們硬塞到某個診斷分類格子（diagnostic pigeon hole）的限制。在這些故事中，你會遇見的人，不見得能簡單的被分類為一個或數個診斷。每個人都是獨特的，各有其優勢或困擾，又都複雜的與其環境互動。注意力缺陷過動症患者的樣貌非常多樣，其生活的脈絡也各有不同。

在述說故事的同時，我也分享了我的回應和面對的挑戰，以及我嘗試提供的幫助。這其中有很多成功的經驗，我分享了可以用到的資源和策略；有幾個故事仍面對著重大的阻礙，就像許多患者的光景一樣。

我們也可以從這些故事看到ＡＤＨＤ樣態的演變，時好，時壞，從青春期到成年，隨著人生進入不同的階段、不同的挑戰。每一個故事也都有談到藥物治療及其他療法。

沒有一個個案，單純的使用藥物就解決所有問題。每一個案的成功，都需要多段治療性的會談，那對評估個案問題的本質及情緒是非常重要的，而這樣的治療關係和協同發展有效的治療非常重要，可幫助個案面對生活環境、與家人、醫生等互動當中所產生的壓力、困惑和挫折，做出需要的改變，以及修復受損的自尊。

這些故事中的主角所經歷的情緒衝突和掙扎，不只有過動症患者或非常聰明的人才會經歷到；或許，看此書的你、你的家人或朋友，也有這樣的經驗。

我之所以寫這本書，不只是要大家了解過動症患者及其家庭的脆弱和痛苦，更希望他們的堅強和天分被看見。字裡行間每一個故事的主角，都值得被尊敬和欣賞。

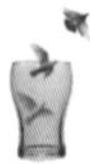

第一章 注意力缺陷過動症和情緒腦

情緒及各種情緒相關的苦苦掙扎，對所有人的日常生活，無論是青少年或成年人，都扮演著核心重要的角色。情緒主導了我們去注意或者忽略什麼，一心一意在什麼事情上，又小心刻意的迴避什麼。當有情緒衝突時，會讓我們明知該做的卻做不到，或反覆地去做明知不該做的事。無論我們是否清楚地察覺或是否有意識到，情緒以強力或微妙、不同的方式推拉著我們。我們有時可以控制情緒，如轉移不舒服的情緒，選擇是否以語言或表情表達我們的情緒，甚至跟自己對話，無論別人看不看得出來，自己是否注意到，我們想辦法緩和或升高情緒。我們管理情緒，也受制於情緒。

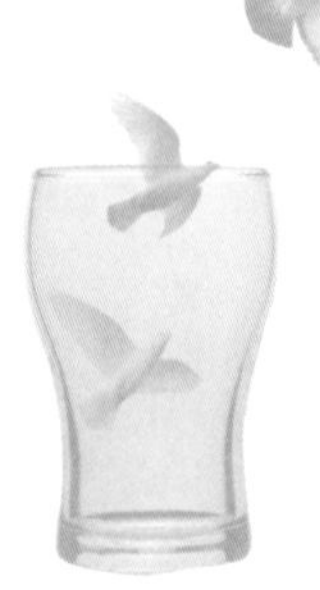

身為一位臨床心理師，我看到情緒如何影響注意力缺陷過動症患者的日常生活，不但影響了他們的其他認知功能，更是一種長期的障礙，使他們無法駕馭情緒。過動症患者長期的苦於無法持續某種情緒狀態，使其成為動力，完成重要的工作。

和所有人一樣，過動症患者也會有挫折、害怕、悲傷、自滿、羞愧、興奮的時候；但不一樣的是，患者長期地在管理面對情緒時會有困擾，尤其是面對衝突的情緒和情境時。而且，就如同前面提到的，高智商並不會讓一個人免於情緒的困擾，也不會讓一個人免於注意力缺陷過動症。

這本書強調情緒和大腦的關係。一般人總覺得情緒來自於「心」，跟「大腦」無關，「心」只是一個比喻，形容情緒是來自一個人深層的內在。其實，情緒來自於大腦。

就好像將工作排序、篩選焦點、存取工作記憶有難度一樣，ＡＤＨＤ患者處理情緒時有這方面的困難。例如，在整理房間的時候，因為看到一張照片，就完全的投入與照片相關的事，忘了要整理房間；當在網路上搜尋資訊、找資料時，被一個不相關的網頁吸引，一頭栽進去，完全忘了原來要做什麼。他們可能放棄一件覺得無聊的工

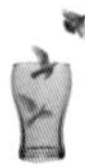

作，完全沒想到為了接下來真正想要做的、必須先完成的事，然後因此付上慘痛代價。

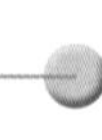

過動症的患者說，一時的衝動情緒常佔據了他們整個腦袋，就好像病毒入侵電腦、佔據硬碟一樣，同時其他重要的思慮和感覺都不見了。

也就是說，許多ADHD患者很容易被挫折、熱情、生氣、喜歡、擔憂、沮喪等情緒淹沒，雖然同時還有其他的情緒也很重要。他們可能因為一時的怒氣，重重的傷了深愛的家人或朋友，但其實他們並不想傷害家人或朋友。ADHD患者說，一時的衝動情緒常佔據了他們整個腦袋，就好像病毒入侵電腦、佔據硬碟一樣，同時其他重要的思慮和感覺都不見了。

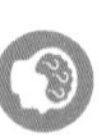

注意偏誤

許多過動症的患者表示有**注意偏誤**（attentional bias）的困擾。他們對先前很在意的情緒會特別注意或反應很快，然後可能會忽略其他相關的訊息或不同的觀點。有些人會特別在意讓其擔憂的警訊；有的對可能的挫折和失望特別敏感。他們因此容易長期的陷入某些情緒而無法自拔，或很難轉移變換不同的因應方式。例如，因為一個同事對其建議只是有點不太肯定，患者馬上認為那個同事就是頑固地不贊成他，然後馬上開始辯解，沒有辦法聽完對方真正的回應是什麼。這樣的注意偏誤會加強負面沮喪、焦慮或爭執，直至對原來想要努力的目標失去了興趣[1]。

從望遠鏡看籃球比賽

對ＡＤＨＤ患者而言，人生好像是從望遠鏡看籃球比賽，只能看到某個局限的角度和片段的範圍。有時，因為望遠鏡太長了，可能看不到同時間在球場上另一邊發生的重要事件；有時，鏡頭隨機的從一角轉到另一角，一時之間看不到球在哪裡，也看不到那邊的球員在做什麼。為了看整場球賽，看球賽的人必須在同一個時間看到整個球場，注意球在哪裡，並迅速跟蹤球員們的位移和動作，才能看到整場賽局的風險和機會。

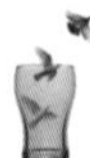

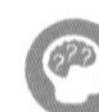

情緒在大腦中未被認知的角色

目前在注意力過動症的診斷標準中完全沒有提到情緒的面向，但是ADHD患者以及他們身邊真正了解他們的人都知道，他們在日常生活中常面臨情緒的困擾，無論是感到有興趣、安慰、欲望，還是焦慮、挫折、擔憂、失望、受傷、興奮、生氣、自滿、悲傷、羞辱……有時混合出現，有時交替出現。有時，他們不知如何表達情緒；有時，他們不太清楚正在經歷什麼情緒；有些情緒會在社會互動中引導其人際關係的某些行為，有些是為達到長遠目標所必須經歷的。

近期，已有研究人員針對ADHD的診斷標準中，沒有情緒這一個面向的考量，提出質疑。例如，一個歐洲的研究團隊，針對一千個以上兒童的研究發現，將近75%以上的ADHD患童比起同年齡的非患童，就下面的情緒問題，顯著地較嚴重且出現頻率較高：低耐挫、易怒、發脾氣、悲傷、情緒起伏大❷。

一個縱貫、長期性研究，針對百位過動兒和對照組非過動兒童比較，從青春期一直到成年，結果顯示患者在下列情緒方面顯著地

> 較嚴重且發生頻率較高：低耐挫、易怒、脾氣壞、悲傷、情緒起伏大。

許多過動症患者的情緒困擾持續到成年。一個縱貫、長期性的研究（longitude study），針對百位過動兒和對照組非過動兒童比較，從青春期一直到成年，結果顯示過動患者比起對照非過動組，在下列情緒方面顯著地較嚴重且發生頻率較高：低耐挫、易怒、脾氣壞、悲傷、情緒起伏大。另外有研究顯示，這種負面情緒方面的失調，不只在成年患者身上顯現，甚至其身邊手足也發生的機率較高❸。

但是，最近有關ADHD情緒方面的研究，幾乎都是針對混合型的患者，而沒有針對無過動症狀的患者（譯注：也就是ADD注意力缺陷患者）。而且，這些研究主要針對負面的情緒，如易怒、憤怒等；較忽略對正向動機很重要的情緒，如興趣、熱情、欲望、得意、愉悅等。除此之外，會帶來行為的情緒如焦慮、挫折、壓力、無助等，也值得更多的研究。

此領域的重量級權威專家——巴克立博士（譯注：《過動兒父母完全指導手冊》一書的作者，遠流出版，何善欣譯），在其發表的一篇深入而全面的報告中寫道：情緒

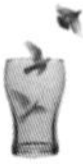

自我調節缺損應該被列入注意力缺陷過動症診斷標準核心症狀之一，雖然僅混合型的患者才有此一症狀（譯注：混合型患者為注意力缺陷、過動及衝動三種症狀皆明顯表現）。巴克立博士尤其強調負面、破壞性的情緒：

> 注意力缺陷過動症產生的狀態，使大腦正常產生情緒屬性的邊緣系統（limbic system），尤其產生憤怒、挫折、攻擊情緒屬性的杏仁核（amygdala），無法充分的被較高層的皮質功能（cortical functions）調節❹。

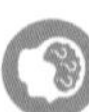

動機和啟動的困難

到目前為止，研究人員和臨床工作者放了太多的重心在為什麼此症的患者無法在需要的時候踩煞車，控制其情緒表現；相反地，太少去注意為何患者長期的有啟動開始一項工作的困難，啟動之後又很難維持其動機去完成該項工作。

有一個重要的線索去了解患者為何有啟動困難的問題，是去了解注意力缺陷過動症，從兒童到青少年到成年人，最讓人不解之處：症狀的不一致性，ADHD患者的症狀會隨情境的不同，或所從事的事情不同，或動機的不同，有很大的差異；就算仍然沒有組織條理、不容易啟動或不容易持續地專注，總有一兩件事，你觀察他們在做的時候，你一定會覺得他們是沒有問題的❺。

到目前為止，研究人員和臨床工作者放了太多的重心在為什麼此症的患者無法在需要的時候踩煞車，控制其情緒表現；相反地，太少去注意為何患者長期的有啟動開始一項工作的困難，啟動之後又很難維持動機去完成該項工作。

通常，一個過動症的患者，無論年紀大小，都會有一、兩樣其個人強烈有興趣的活動，可能是一項運動、電腦遊戲、畫畫、修車、彈奏樂器或使用臉書。除了那一、兩項嗜好興趣之外，他們普遍地很難持續專注在一件事情上，除非當下有立即想要的回饋。如果你問患者，為何他做那件事可以那麼專注，為什麼這件事卻不能，通常會得到以下的答覆：

「我對我有興趣的事，可以很專心。但若是我沒興趣的事，我就是沒辦法專

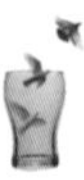

注，除非當下不專心做完，會有我很害怕的後果，比如拿槍對著我的頭，才可能逼我專心一下。」

因為上述的現象，患者可以在其有興趣的事情上很專注，但對其他大部分的事情無法專心，他們常被誤會為缺乏意志力。就這樣注意力缺陷過動症變成了意志力的問題，但其實不是。有一位患者以勃起障礙（erectile dysfunction of the mind）來比喻自己心智這方面的困擾：

「如果我對那件事真的有興趣，我就能『硬』起來，而且發揮功能；但如果那件事無法讓我『興奮』，我就是『硬』不起來，無論如何說服我自己：我應該、我必須、我應當……都沒有用。那不是意志力可以控制的。」

ADHD腦內的立即或延遲回饋

在ADHD可以專心做這件事、卻不能專心做那件事的現象背後，是大腦內情緒的問題：大腦無法立即得到想要的報償回饋（payoff）時，如愉悅或紓解。通常，我們不會認為對一件事「有興趣」，是一種情緒，但其實那是一種很重要的正向情緒。有強烈的興趣代表一個人可以維持高度的參與度，不同的興趣強度帶來不同的堅持度，也就是說，興趣的情緒強度趨動一個人對一件事或工作的參與度。心理學家葛羅斯（James Gross）和湯普森（Ross Thompson）即強調：情緒不只是你「感覺」什麼，而是讓你覺得想要去「做」什麼[6]。

> 正子掃瞄影像研究顯示，ADHD患者比起非患者，大腦接受器上啟動回饋識別線路的化學物質，顯著較少。

情緒趨動行為，無論參與靠近或逃避。許多未接受過治療或治療不足的患者，只能被有興趣或立即給予滿足回饋的事情趨動。如果那件事的回饋要很久以後才會顯現，對他們而言，是很難持續專注的。

上述這樣的問題跟過動症患者腦內的線路有關，比起同心智年齡的孩子，患者對未來可能的回饋較不敏感，對眼前當下的回饋較有反應。

正子掃瞄（PET）影像研究（imaging studies）顯示，ADHD患者比起非患者，大腦接受器上啟動回饋識別線路的化學物質，顯著較少[7]。相關的影像研究或許可以解

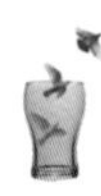

釋為何當回饋不是立即的時候，患者期待的愉悅或滿足感較別人為少。因此，他們常很難啟動一件工作，也不容易持續專注。在第二章中，我會進一步討論這研究結果的意義為何。

目前，我們定義注意力缺陷過動症的認知障礙中，即有上述兩者：很難啟動和持續專注。就如同我在前言中所寫的，社會大眾已知道此症不只是小孩子不聽話而已，患者的這些不當行為轉移了旁人的焦點，忽略了其背後的有所不能，且隨著患者長大到成人，不只是其內心的起伏挫折，有時成為一輩子的一事無成，讓人心碎的痛。我們也知道許多患者並沒有嚴重的行為問題，甚至不當行為是當事人所面臨的痛苦當中最不嚴重的事。尤其當患者進入青春期、長大成人，最主要的問題其實是腦部認知功能的障礙，而這些障礙都跟情緒有關。

情緒，注意力缺陷過動症和執行功能

腦神經科學快速的改變我們對心理現象之下神經生理基礎的認識。ＡＤＨＤ的研究讓我們更清楚了解大腦功能和情緒經驗、感覺和決策過程之間的關係。在此，我們先簡單了解ADHD、執行功能障礙，和情緒過程及大腦功能的特殊關係。

了解執行功能（Executive Functions）

二〇〇五年，我寫了一本書：《注意力缺陷症：兒童與成人無法專注的心智》（*Attention Deficit Disorder: The Unfocused Mind in Children and Adults*）。八年之後，我更新這本書的內容並更名為：《兒童與成人注意力缺陷過動症新解：執行功能的缺損》（*A New Understanding of ADHD in Children and Adults: Executive Function Impairments* [8]）。在這些書中，我將大部分過動症患者面臨的困難分為六大群組，而這六個群組又如何成為大腦管理系統執行功能的障礙。基於我自己和其他許多的研究，我提出ADHD的工作定義如下（表一）：

表一：ADHD注意力缺陷過動症的新工作定義

ADHD =

- 一組綜合的症狀
- 執行功能的發展障礙
- 大腦自我管理系統
- 大部分在無意識下運作的系統
- 這些障礙依情境而有不同
- 長期而顯著地影響一個人的日常生活

來源: T. E. Brown, 2013, *A New Understanding of ADHD in Children and Adults*, New York: Routledge.

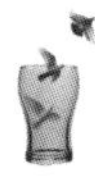

在先前的書中，我強調了這一弔詭的現象，為何患者長期在大部分的日常生活中，都有執行功能的問題，但在少數的事情或活動中，這些功能又執行得很好。在這本書中，我提出說明在ADHD之下，情緒如何影響其功能的執行，導致有時功能執行得很好，有時又有問題。

在下表（1.1）所列的六大問題群組中，有一個是有關管理挫折和情緒調整的。在這本書中，不只談執行功能情緒管理方面的問題，更要說明情緒如何長期、多方面、微妙地影響六個執行功能群組，不止是處理挫折和情緒表達，還包括排出優先順序、啟動一項工作、保持專注、適當適時地轉移注意力、調整專注的狀態和使用工作記憶等。

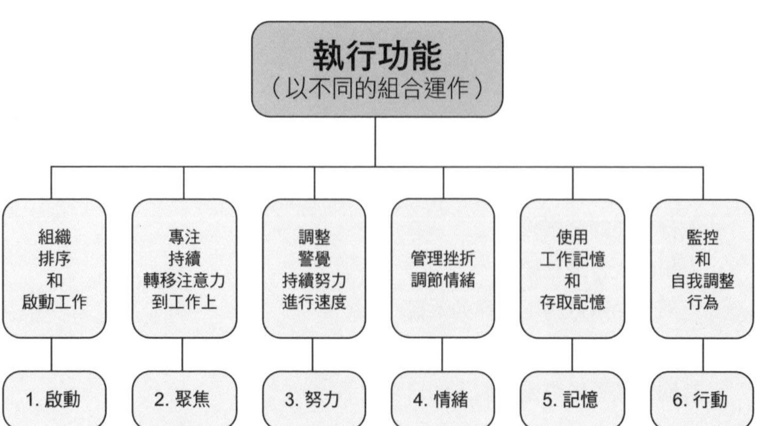

表 1.1 注意力缺陷過動症受損的執行功能

Source：From *Attention Deficit Disorder: The Unfocused Mind in Children and Adults* (p.22), by T.E. Brown, 2005, New Haven, CT: Yale University Press, Reprinted with Permission.

築起執行功能模組

以下為執行功能模組（表1.1），提供一個模組去認識一個人的大腦如何由認知功能組成執行功能，六個格子內的功能不是單獨運作的，而且，好比一個人的身高、體重、血壓，各有不同。每一個格子代表一種認知功能，通常我們做一件事雖不見得每一種功能都會用到，但至少會交互使用好幾種功能。通常，這些功能自動執行，速度比閃電還快，不是在意識層次一步一步邊想邊執行的。

以下針對每一群組說明：

1. **啟動**：開始規劃工作，準備資料，預估時間，排出優先順序，並著手開始做。此症的患者總是提到自己多年來凡事拖延的問題，就算明知那件事很重要，但就是無法啟動去做，直到最後一分鐘，直到那件事變成非常緊急。
2. **聚焦**：聚焦，持續專注，將注意力放在工作上。有此症患者如此比喻他們在這方面的困難：就好像一邊開車一邊聽收音機，但距離廣播電台的發射台愈開愈遠，聲音漸小，時有時無。不但周圍發生的事情和聲音容易引他們分心，心裡內在的思緒也會讓他們分心。除此之外，大部分患者有閱讀的困難，就算每個字都看得懂，通常也得來回重複地讀好幾次，才能抓住其意涵且記住內容。

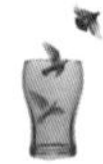

3. **努力：**調整警覺度，持續努力，保持處理事情的速度和步調。許多患者說短期的專案他們可以處理得很好，但若專案時間拉長，就有問題了。他們常常很難準時交稿或結案，若還需要很多的文字書寫，就更困難了。很多患者在調整規律睡眠和保持清醒方面，也有問題。他們常熬夜，因為腦袋關不了機；一旦睡著，又常睡得像死人一樣，早上醒不過來。

4. **情緒：**管理挫折和調節情緒。雖然最新的精神疾病診斷與統計手冊有關ADHD的診斷標準，完全沒有觸及此症情緒管理方面的問題，許多此症的患者描述多年來其情緒方面的困擾，如憤怒、擔憂、失望、欲望等情緒。當面對那些情緒時，他們描述當下的狀況，就好像病毒入侵電腦一樣，完全佔據掌控整個腦袋，其他什麼都沒辦法去想了。他們很難抽離當下的情緒，回到正常的思緒，去做當時該做的事。

5. **記憶：**使用工作記憶和存取記憶。許多過動症的患者說，他們通常對以前發生的事記得很清楚，但對眼前到底把東西放在哪裡、別人剛說了什麼、或自己本來剛剛想說什麼，卻常記不得，就好像工作時，很難讓幾件不同的事同時「上線」一樣。此外，他們也常抱怨明明學過的、聽過的，卻記不得。

6. **行動：**監控和自我調整行為。許多ＡＤＨＤ患者就算沒有過動（hyperactivity）的症狀，提出他們多年來有調整自己行為的困擾。他們常因為衝動，話說得太快或太快採取行動，做了錯誤的判斷。同時，他們很難對周遭正在互動的事物和脈絡，持續的關注其發展；然後，因為疏忽，沒有適時的調整，可能當下說了或做出讓對方不解、困惑，甚至覺得受傷、被激怒的事。

看這個模組時要注意，這些執行功能和能力是需要過程和時間發展出來的，通常從一個人年幼時開始，一直持續到青春期或二十歲出頭。換句話說，這些認知功能是從幼兒到成年早期，慢慢發展成熟的。

人類腦部執行功能所需的基礎建設是很慢才發展出來的。開始獨立規劃組織一件事，持續專注在這件事上面，適當地調整警覺度，注意一件事的同時，可以做另外一件事……這些執行功能在幼兒期都還相當原始、不成熟，人類大約需要二十年，其執行功能才發展得漸趨成熟。

基本上，ＡＤＨＤ是發展方面的遲緩和這六組執行功能持續的缺損。本章後段，將討論此症的成因。如果要進一步了解此症在不同的年齡層所呈現的樣貌，可參閱我先前出版的兩本書。

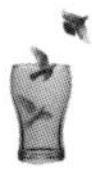

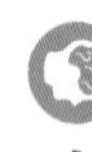

大腦中重要的關鍵樞紐

在大腦深處有一個小小的區域，叫做**杏仁核**（amygdala），主要負責快速初步處理我們所接受任何可以想到的刺激和訊息。這個大腦中重要的關鍵樞紐幾乎與大腦皮層的其他所有區域都有連結，以瞬間促進情緒方面的評估，無論這情緒是接收到的、想到的或想像的，正面的或負面的；然後迅速地，經由化學神經傳導物質和荷爾蒙傳達到不同的區塊，以在腦內或全身產生反應[9]。

圖表1.2呈現出杏仁核與大腦皮層與其他去區域連結的密集程度。杏仁核是大腦的情緒中心，就像一個轉運站一樣，處理和傳達大量的訊息。

此圖的中心就是杏仁核所在的位置，直接與大腦皮層六十八個區域中的六十個區域連結，包括推理和高階的決策。大腦中沒有任何區域像杏仁核這樣的與皮質層如此直接完全的連結。在這個連結網絡中，情緒的反應和調整時時刻刻都在進行，瞬間即初步決定那個感知或想法，當下對當事人而言有多誘人或多危險。這些杏仁核初步的評估是否會再被重新檢視，或帶來後續的反應和行動，端看大腦其他區塊如何回饋。

大腦評估我們所看、所聽和所想的主要依據有二：一是本能，二是過去的經驗記

ADHD和情緒腦

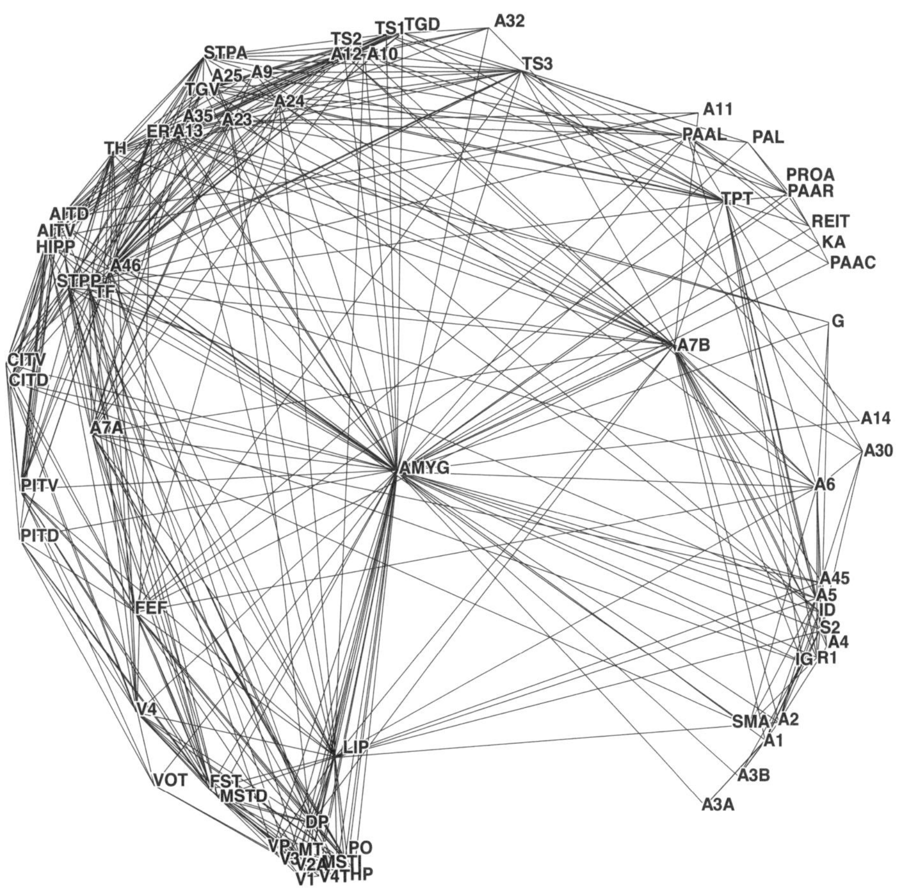

圖表 1.2 圖解大腦杏仁核與大腦皮層之間廣布和複雜的連結

Source: Figure 9 from "Analysis of Connectivity: Neural Systems in the cerebral Cortex," by M.P. Young, J.W. Scannell, G.A.P.C. Burns, and C. Blakemore, 1994, *Reviews in the Neurosciences*, 5, p.243. Reprinted with permission from Walter de Gruyter GmbH.

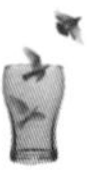

憶。本能的反應包括面對立即危險，例如：當有一大塊東西快速的向一個人的臉飛撞過來時，這個人會本能地眨眼；或吃到味道奇怪腐敗的食物，會本能地吐出來。同樣地，當覺得某件事或某個人讓人覺得舒服或愉快時，會不自主的靠近。

我們的大腦，以驚人的速度取用儲存在情緒中心裡的情緒（稍後將在記憶和情緒相關段落中進一步討論這一點）。在過去經驗中，無論我們看到、聽到、想過或想像過什麼，與本能或記憶有關，都有線索可連結。這些記憶影響情緒的強度，然後大腦指揮相應的注意分配。

「熱」與「冷」執行功能

執行功能與情緒之間的連結很複雜。有些研究人員提出執行功能依情緒的強度不同而分類；他們將處理較強度情緒的執行功能歸類為「熱」（hot）功能[10]；處理強度較弱、較抽象情緒的執行功能被歸類為「冷」（cold）功能。有研究人員建議ADHD的過動／衝動與較「熱」執行功能的缺損有關，而注意力屬於「冷」執行功能的類別[11]。但也有研究人員認為，無論「熱」或「冷」的執行功能，都需協同一起運作。從本書後面的故事中，讀者可以看到，無論是哪一種類型的患者，（譯注：不專注型 Inattentive, 過動／衝動型 Hyperactive / Impulsive, 混合型）這些或熱或冷的執行功能是如何的複雜、動態式地協同運作。

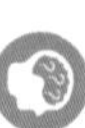

情境影響：重要的是環境、脈絡

決定熱／高度參與或冷／低度參與的重要因素，不是那件事或那個工作本身，而是它如何被一個人認為和看待（perceives），包括當下的情緒。一個大學生，可以在教授規定交報告截止日期之前，早就完成了報告；另外修同一門課的學生，可能只熱了一星期，也根本不在意是否準時交報告。

這些情緒是可以隨時改變的。一個總是準時交報告的學生，可以因為女朋友跟他分手，且剛開始另一段新的戀情，而突然完全不在意那份報告；而一個本來對準時繳交報告就不是很在意的學生，可能因為知道準時交那份報告會讓該科成績不被當掉，可保持繼續參加足球校隊的資格，而努力完成該報告。情境和觀點的改變，可以讓一件事突然變熱或變冷，啟動兩極不同的興趣強度。

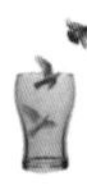

情緒不是單獨、抽象獨立存在的。情緒來自於當下某人在那個情境的知覺、思緒、感官、圖像或想像等。有時情緒是和某一類人或整組的感知附著在一起的。例如：對某一特別族群、種族、長相的人的喜好或不喜歡；對某些情色圖片或行為的興趣或感到不舒服等。通常，這些類化的情緒可以回溯追蹤到某些過往的經驗或事件。確實，有些人的情緒範疇較窄，常顯現表達出來的情緒包括易怒、罪惡感、渴望、自滿等。大部分時候，跟著思緒、感官、感知、想像等出現的情緒是更多樣、更細緻的。

然而，請注意，不是執行功能的能力決定ＡＤＨＤ患者或任何人的情緒。情緒有其生理發展的基礎，自嬰兒期開始有其天生的性情，再於生長過程中由無數的人生經驗漸漸形塑出來。從嬰幼兒期到青春期，發展心理學家卡剛（Jerome Kagan）在其研究報告中強調：

「每一個嬰兒生來就有其氣質取向……在某些情境中，有的偏向多話，有的安靜；有的保持機警，有的輕鬆自在；有的容易生氣，有的總是微笑；有的充滿活力，有的無精打采。父母的行為、手足關係、友誼、老師的態度、對家庭情緒性的認同、種族、宗教信仰、國族差異等，甚至成長過程中的社區大小和發生的事件，都有機會形塑、改變或強化一個人的偏見或成見[12]。」

一個人有其天生的性情，再經由後天環境和經驗不斷地形塑，成為其情緒反應，通常我們稱為「由下往上」（bottom-up）的情緒經驗。這本書中談到的個案，在這個由下往上形塑、流動的性情和經驗都相當不一樣。有些，天生就比較會焦慮；有些面對失望，很快就放棄。這本書中，經由這些故事案例，我要強調的是ADHD患者「由上往下」（top-down）的情緒經驗，擁有或缺乏執行功能的能力去認知、調整或回應複雜的情緒經驗。這個由上往下的過程，可以引導、形塑或改變一個人對情境的感知和反應[13]。

記憶非常的重要

要了解情緒在注意力缺陷過動症所扮演的角色，需先了解情緒和記憶之間密切的關係。我們大腦的情緒性反應，是由一個人的記憶與其所見、所聽、所思和所想的連結所帶領的。就好像Google的搜尋引擎，只要輸入幾個關鍵字，瞬間就可以列出一

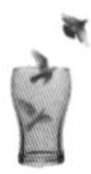

長串網址內容，我們的大腦可以瞬間連結到一些或一組記憶和情緒，如同充電一樣，每個情緒都自有一組連結。有些記憶直接從我們實際相關的經驗中截取遠期或近期記憶；有些記憶不是直接的，是間接來自我們聽過的、電影中的、看到別人的或其他類似情境的記憶。有些記憶充到的電是害怕或羞恥的情緒，有的是欲望或吸引誘惑，有更多的記憶是混合著不同層面的各種情緒。

不經意識層面思考，我們的大腦瞬間自動地評估我們感知和所思所想，然後產生相應行為——向後轉或往前進，追求或忽略。通常，這樣的初步評估不會產生嚴重的反應，當下的那個刺激可能不夠有趣也不重要；但在有些情境下，進來的感知，可以產生較強和較持久的反應，讓我們在意識自覺層面思考並連結相關記憶。

無論來源為何，大腦在毫秒之間，經過計算產生情緒反應，以顯示是否前進靠近的訊號。這個計算評估情緒和相關記憶的過程，是一個驚人的機制，每一個感知到和所想的事，都被給予一個效價（valence）。因著這些瞬間、自動產生的情緒反應，無論正面或負面，強或弱，大腦分配相對的注意力給每一個感知、想法、反應或情境，或者決定忽略它[14]。

有些情緒是很清楚、強烈或很容易識別的；有些情緒則較微妙、混合、錯雜、衝突，甚至有層次、有順序的；有的很短暫，稍縱即逝；有些反覆出現，久久不退。無論何種情緒，都是經由感知和思想，由我們的大腦產生的。

每一抹記憶都伴隨著一種或多種情緒，以各種不同的強度出現，或無關痛癢，或排山倒海。有時，這些情緒跟某些特別的記憶連結，如愉悅、尷尬或害怕的情境；有些記憶，伴隨著其他記憶，後來才會慢慢出現，如針對某一事件或經驗，後來才感覺自豪、罪惡感或憎恨。無數的記憶串都被充了情緒電力，如神經科學家道吉所描述的：「那能量位階可以趨動、放大或減弱認知活動[15]。」我們依據工作記憶匯集相關訊息和情緒，以評估所處狀況，並決定如何因應日常生活中大大小小的事情。除了此過程相當複雜，情緒不是只在意識層面運作；事實上，大部分的情緒不是在我們意識覺察的層面運作的。

無意識的情緒

很多人以為情緒就是我們意識層面感受到的感覺，如悲傷、生氣、愉快、擔憂等，我們都知道且很容易識別。然而神經科學的研究告訴我們，意識層面的情緒只是我們廣大情緒冰山的一角，而這座情緒冰山在我們的內在運作，以趨動執行功能。

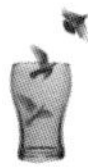

不同意識層次的情緒

我們大部分的情緒不是在意識層面處理的，且愈不在我們的意識層面的情緒愈微妙、衝突和複雜。關係或活動中的情緒，通常較難評估，因為是在不同的意識層次運作。我們也常見到，在意識層面，人們知道一件事情很重要，應該被注意且想要去做，卻往往沒有採取行動。她可能拖延，忙著其他好像不太緊急的事；要做重要的事情時，好像又總是被打斷，沒什麼進展；或者，她也會主動自己分心，與朋友聯絡一下，再上一下網，或去睡覺。如果我們知道情緒常不在意識層面運作，就會理解這樣矛盾的情形並不足為奇。我們可以毫不自覺地被情緒大大的影響；而被ADHD困住的患者，談話療法（talk therapy）是一種很重要的療癒方式，幫助他們打開心裡的情緒，從被卡住走向復甦。

有關情緒不自覺地影響執行功能，神經科學家大馬叟（Antonio Damasio）寫道：

「情緒可以完全在意識的雷達之下發出信號，影響工作記憶、注意力和推理，以至於產生偏頗的決策過程，選擇了不一樣的行為，而不是基於過去經驗最佳的行為方案。當事人可能完全沒有自我覺察認知到這些運作影響[16]。」

另外一位神經學家樂杜（Joseph LeDoux）談道：

「人們做許多事情，包括評估日常生活中事件所帶來的情緒的重要性，以及其衍生的行為表達，其實都不是有意識的，就算該事情其實需要在意識層面上去處理[17]。」

社會心理學家也指出人類的許多行為，其實主要是被某個情境當下的情境因素（situational factors）所影響。這些情境因素可能絲毫沒有被察覺地攪動、加強或減弱我們的情緒。有一個實驗將大學生分為兩組，一組學生需要回答問卷，解讀一堆間接引用較粗俗無禮的文字，在完成問卷後又要等待長時間才能交卷；另一組大學生，基本上要回答的問卷字數差不多，但其用字遣詞較為禮貌。結果相較之下，第一組學生顯著地較多次不禮貌地打斷實驗主持人。從此可以看出，當受挫時，即使那些問卷的文字只是間接的引用無禮或較有禮貌的文字，都會影響受測學生的想法和情緒，而表現得較無禮或有禮貌[18]。

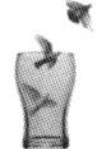

自動地，不是壓抑

這些影響通常是無意識、不自覺的，不是心理分析層次所謂的壓抑（repression），而是現在我們所謂的「自動化」進行，也就是在當時的情境之下，不需有意識的思考，快速地就啟動了某些態度、情緒和行為[19]。

有時候，我們的決定是在有意識的情況下做的，主要是依當事人與對方的關係和狀況而定。有一次，我和我太太一起長途飛行，在飛機上，空服員準備了現烤的巧克力餅乾。當時我正在進行節食減肥計劃，我太太通常會提醒我依照那個計劃的規定，什麼不應該吃。其實，空服員在準備餐點時，我就已聞到烤餅乾的香味了，那時我太太正在我旁邊睡覺。當空服員走到我們旁邊時，如果我太太是醒著的，我當然會拒絕那香甜可口的餅乾，並以我的自我節制而感到自豪。但是，當時她正在睡覺，我好想吃那巧克力餅乾。經過了一點小小的掙扎，我不但從空服員手中拿了一塊餅乾，也幫我太太拿了一塊。然後，我迅速地把兩塊餅乾都吃了，還自己把盤子拿到機艙廚房區，消滅證據。我們的行為常常依我們跟誰在一起、他們在做什麼而決定。

臨床心理分析專業人員也強調，在每一個特定的時間，我們都同時、在不同層次經歷不同的情緒，而且只有部分是在意識層次有自覺的[20]。例如，你的朋友交了一個新朋友，你很不喜歡這個新朋友，你批評他的嗜好、長相和能力；後來，你自己也才明白，其實你的批判是因為嫉妒和害怕，你害怕因此失去你和這位朋友原有的親密。在另一個層次，你可能也被這個新朋友吸引，但這可能被覆蓋在你對他的討厭之下。這樣衝突矛盾的情緒，在親密關係中是常見的。

> 無論是否患有過動症，每個人多少都會對某些人或某些事有不自覺、衝突的情緒。但如何去處理這些複雜的情緒及其影響到的工作和關係，對ＡＤＨＤ患者是不容易的。

在工作時，我們也常面對衝突的情緒。如你很想努力地跟同學一起完成一個學期報告，以得到好的成績。但你還是沒有花太多力氣，因為要求這報告的老師對你沒有什麼幫助，也可能因為你的父母很煩，他們一直提醒你這報告有多麼重要，也可能你認為還是由同學來完成並繳交報告會比較好。

無論是否患有ＡＤＨＤ，每個人多少都會對某些人或事有不自覺、衝突的情緒。但如何去處理（*managing*）這些複雜的情緒，及其影響到的工作和關係，對過動症患者是不容易的。

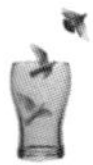

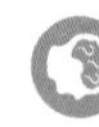

ADHD腦部的缺損如何影響其情緒的處理

有時候，過動症患者當下的某種情緒太過強烈，以至於淹沒了其他與現況有關的事實、過往的記憶和情緒。

過動症患者長年的困擾來自情緒的兩個主要方面，兩者皆與工作記憶的缺損有關，也就是在同一時間使用載有情緒能量的多樣資訊的能力。這樣的缺損，有時候，使過動症患者當下的某種情緒太過強烈，以至於淹沒了其他與現況有關的事實、過往的記憶和情緒；有時，因為這方面的缺損，沒有足夠的相關訊息和評估，相對地，使患者對某種特殊的情緒不夠敏感。為了解ADHD這方面的問題和情形，以下先就ADHD這方面的缺損與大腦簡單說明。

ADHD患者大腦的結構與化學物質

過去這二十年來，神經科學方面的研究發現ADHD患者的腦部發展與功能，比起同年齡者的腦部，有顯著的不同。這些缺損與腦部的連結、協調、節奏、較晚成熟、動力和化學作用有關，而這些又跟執行功能和複雜的情緒有關。

受損的腦部連結

與非患者的腦部功能連結相較，ＡＤＨＤ患者的腦部功能和情緒相關的訊息連結較有限制。多年前，大部分的學者認為過動症主要的問題來自腦部的某些特別區域，如前額葉皮質（prefrontal cortex）。然而，因技術的進展，更新的研究顯示，ＡＤＨＤ的缺損可能與腦部的纖維網絡和不同區域的互動連結更有關係[21]。

腦部不同區域的一種型態的溝通是經由所謂的「大腦白質」（white matter）。這些纖維質埋在大腦的深處，形成密集的網絡，迅速的傳達各區的訊息。有的纖維很短，比一英吋還短，有的較長。整體白質的質量非常龐大，以一個二十歲的男性為例，若將其腦內白質一條條頭尾相接，可以長到十萬九千英哩（miles），也就是十七萬六千公里（kilometers）[22]。

影像研究顯示過動症患者，包括兒童、青少年和成人的腦部白質結構有不正常的地方，而造成注意力缺陷的問題，如心裡想著一件事，卻做另一件事[23]。有一個研究顯

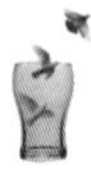

示，過動症常用的一個藥物利他能（methylphenidate），其功能就是在需要做功課或工作時，給予腦部的網絡回饋，以調節用藥者腦部連結的限制以增加其動機[24]。

腦部協同作用的節奏與缺損

腦部作用的協調與同步活動，很重要的方式之一是經由一組組腦細胞的振盪節奏（in the rate and rhythms of oscillations）和動態位移（dynamic shift），以調整情緒、注意力和記憶。最新的研究顯示，一個成熟發育的大腦在不忙著工作的時候，不會當機，但它會進入預設的低振盪模式，與腦部不同的區域協同作用。在這個模式之下，意識開始漫步，沒有特別的焦點，以較無意識的狀態整合互動一些訊息；一旦開始工作，需要專注的時候，這個預設的漫步狀態應該被關掉或停止；否則我們會顯得不夠警醒、反應較慢、神遊或犯錯[25]。

影像研究顯示，過動症患者腦部不同區域的連結上有問題，而那是預設網絡協調功能必要的支援。另有研究顯示，此症的患者，與同儕相較，在預設模式的開啟和關閉，也就是轉移到需要專注工作的狀態，較為困難[26]。另有研究顯示，神經興奮劑的藥物治療（stimulant medication），就是幫助患者，無論是兒童或青少年，抑制預設模式的出現，以有效的改進其讀書或工作時的專注狀態[27]。

腦部發育成熟較慢

有時過動症患者的執行功能較差，是因為發展較遲緩，可能是賴以管理情緒的認知功能在幼時未發育完全，而這些執行功能是腦內最晚發展出來的功能。腦內的基礎建設是執行功能賴以逐漸發展的，一直發展到青春期後期或成年初期。

執行功能之所以會有缺損，有很多不同的原因，如創傷或疾病，若是這種狀況，通常其原來的執行功能發展是正常的，後來因病或創傷而造成腦部損傷或功能受創。然而，ＡＤＨＤ的執行功能缺損是屬於發展性的（developmental），也就是說其支持執行功能發展的建設未如其他同年齡的人一樣「上線」（come online）發展出來。

一個影像研究針對超過二百個確診ＡＤＨＤ的過動兒，以及對照組（非患者），做比較研究，從兒童期開始到青春期，掃瞄比較其腦部影像。此研究的結果顯示，過動兒的腦部支援執行功能的網絡發展成熟度，平均而言，較對照組的受試者慢三到五年。比較同年齡受試者其他腦部結構的發展，兩組發展的速度差不多[28]。

此一發展的遲緩顯著地影響了執行功能，使過動兒比同年齡的孩子較不成熟，

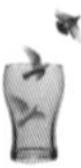

同時也影響了他們處理情緒的能力。許多過動兒，雖不是所有的，到成年的初期會趕上這方面的發展。但問題是，成長過程的那些年，是關鍵受教育的時期以及為成年人生準備的重要年歲，這方面發展的延緩和不成熟，嚴重的影響其學習、人際關係和自尊。這些重要自我管理功能發展的遲緩，對患者所造成的影響相當的深遠，就好像那些功能永遠沒有發展完成似的。

腦部的化學動力

注意力缺陷過動症不只是腦部網絡發展的異常，其缺損還有一重要的關鍵因素，就是腦內的神經傳導化學物質的製造和作用動力。這些化學物質促進了腦部網絡和神經元之間的溝通，就像線路一樣。我們已有足夠的證明證實ＡＤＨＤ缺損跟兩種神經傳導物質的分泌（release）和重新載入（reloading）有關[29]。通常，人們會說ＡＤＨＤ是腦內化學物質的不平衡導致的，聽來好像是某一種化學物質分泌的速度和另一種化學物質不同，就好像湯裡面的鹽多了點或少了點似的。

事實上，此症患者的問題，不是腦內化學物質不平衡，而是在複雜的腦部網絡中，無限小的神經元接點上（junctions of tiny neurons）的兩種化學物質的分泌和重載

（release and reloading）有問題。這樣的缺損影響了患者的執行功能，而藥物治療可以補足此一功能，通常對症狀的舒緩有幫助，但並非對所有患者都有效。已有許許多多的研究證實了藥物治療的效果，無論是神經興奮劑或非興奮劑的藥物[30]。

近年，研究人員已更進一步了解藥物對ADHD執行功能的影響。研究結果顯示，神經興奮劑可以幫助患者使用其工作記憶，並延緩回饋（delayed rewards）[31]。從患者的自述資料表示，服藥之後，其執行功能的改善包括情緒調整，雖然直接研究藥物如何改變情緒表達，再影響其執行功能的研究並不多[32]。功能性磁震造影（fMRI）的影像研究顯示，神經興奮劑的治療，有助於注意力相關網絡連結的趨動和開啟。這些研究結果顯示，我們需要更多藥物與執行功能和情緒方面的研究[33]。

最近一個腦電波圖（EEG）的研究顯示，除了藥物治療之外的另一種療法，其回饋誘因也可以啟動患者腦部的活動，使其正常化。然而，為了達到效果，此回饋的誘因必須非常明顯，而且是在當下馬上回饋[34]。曾有研究使用「金錢」和「藥物」（神經興奮劑）當作回饋誘因，都對患者面對長時間、無聊工作的表現有幫助，然後藥物的效果比金錢更好[35]。許多研究都證實，藥物和當下馬上的回饋都對ADHD患者執行功能有幫助，也與情緒性的因素有相當關連，這些獎勵回饋可包括社會性的回饋[36]。

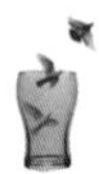

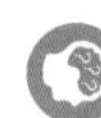

其他精神方面的問題

一般而言，注意力缺陷過動症的患者，不會單純的只有ＡＤＨＤ的障礙，許多患者同時有學習障礙，要不就是到了青春期或成年，也會受到其他精神方面的問題所苦。筆者曾經寫過幾本書描述這些其他的障礙，有時會嚴重到需要共病疾症的診斷，包括睡眠障礙（sleep disorder）、焦慮症（anxiety disorder）、情緒障礙（mood disorder）、某種學習障礙（specific learning disorder）、強迫症（obsessive – compulsive disorder）、物質濫用（substance use disorder）、自閉症類群障礙（autism spectrum disorder）或其他某些障礙合併出現等。大部分這些共病疾症（co-occurring disorders）都有特別的情緒管理方面的困擾，無論是由下往上，或是由上往下的[37]。

這本書中的案例，都面對著複雜、交互相影響問題的挑戰。大部分的情況下，他們不只需要ＡＤＨＤ方面的治療，也需要其他病症的治療，才能得到足夠的幫助。

ADHD患者常有的情緒問題

本書將以許多故事為例，無論那些是屬意識層面，還是非意識層面的情緒。下面幾段將說明ADHD患者，有青少年和成年人，是如何被卡住的。

極端的反應

ADHD患者常會被情緒淹沒。例如：一個患者想要開車去參加他認為很重要的聚會，但因為父母親不同意而飆怒。許多青少年在這樣的情況下，可能會大聲的抱怨、爭吵、不開心、發誓，但還不至於丟東西、打父母或把牆壁槌個洞。一個沒有ADHD的青少年，因為對父母的愛，以及知道在各方面還需要仰賴父母，可能會忍住當下的怒氣。

大部分青春期的孩子會意識到，太強的情緒表達可能會帶來處罰，典型的反應是他的工作記憶當下立即在腦袋中計算評估，可能的情緒表達和其他的期待，無論是在意識或非意識層面，這個過程會讓他採取一個較合理的觀點，從較廣的角度來看當下的情境，以節制憤怒的情緒，調整相應的行為。

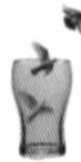

在後面的故事中，你會看到不一樣的例子。患者被當下的情緒淹沒之後，其他相關的事實都看不見了。例如，馬汀因為讓一位教授失望（第四章），又自覺很糗，遲遲不願意去找教授談；凱嵐害怕會讓父母失望，一直逃避告訴父母實情，她真的無法踏進教室去上那堂課，雖然她知道那是為了繼續就讀而非修不可的課（第三章）。

忽略情緒訊息：工作記憶的重要性

另外一個例子，我們可以看到一個ADHD成年患者，早上明明該起床去工作，卻把響起的鬧鐘按掉。當時的情況可能是這樣，鬧鐘響的時候，她是被叫醒了，但因為想再多睡一下，就按下了貪睡按鈕（snooze button）。可能昨天晚上因為趕一個帶回家做的案子，也可能因為跟家人或朋友吵架，熬夜晚睡。無論是什麼原因，第二次按鬧鐘時，她把鬧鐘完全按掉（不是貪睡按鈕），翻了個身，在沒有鬧鐘打攪的情況下，深深地睡了一個好覺，完全忘了督導最近提醒她，如果繼續這樣常常遲到，可能會失去這份工作。當她被鬧鐘叫醒、關掉鬧鐘時，她的工作記憶中完全沒有督導警告她的這些事，她意識層面過去的經驗、擔心失去工作的害怕，在當時沒有強到讓她克服想要再多睡一下的想法。

在第八章中，你也會看到史提夫的工作記憶沒有反覆提醒他，主管警告他如果再遲到會工作不保這件事。他每天將自己埋在電子郵件裡，以及重覆地聽一張CD，完全忽略主管對他上班時間的期待和警告。同樣地，你會在第十二章中看到，詹姆士的工作記憶沒有充分地讓他警覺到要趕快去完成報告，否則會威脅到繼續讀大學的資格。每次他打開電腦，只記得那些會讓他減輕壓力的遊戲，因而沉浸在網路虛幻的暴力和愉悅之中。上述兩個例子，都是過度的只活在眼前當下，沒有過去的工作記憶提醒，也沒有未來的目標。

工作記憶非常重要，不只幫助我們出門時要記得鎖門，還讓我們打電話時記得撥打的號碼。工作記憶是大腦的搜尋引擎，它依據情緒強度，提取需要的相關資訊，在日常生活大大小小的事情上，幫助我們處理衝突、決定先後順序和相應的情緒表達。當工作記憶充分時，它幫助我們決定要做什麼、什麼時候去做。然而，過動症的患者常沒有足夠的工作記憶給予該有的情緒比重，以做為生活當中各種決策的參考。

無論我們有沒有意識到，工作記憶和情緒能量幫助我們：

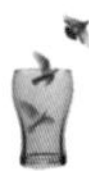

- 啟動和組織我們的工作
- 保持專注，並在需要時轉移注意力
- 調整警覺度，持續努力正在做的事
- 從上到下的引導、控制和調節情緒
- 編碼和提取學習過的資訊
- 監控和自我調節我們的行為

> 不足的工作記憶，扮演了關鍵性重要的角色，誤導了ADHD患者的許多情緒、思想和行為，或者過於專注在某種情緒上。

工作記憶長期的缺損是導致一個人被卡住的主要原因，如本書中所描述的案例。如同這一章先前談到的，不足的工作記憶，扮演著關鍵性重要的角色，誤導了ADHD患者的許多情緒、思想和行為，或者過於專注在某種情緒上，而忽略了和其他情緒相關的層面。

下面的章節中，讀者會看到面對生活的當下、再下來幾個小時、幾天甚至於更久之後，我們需要不斷地調整事情的順序，情緒比重也一直在變化。我們需要工作記憶幫助我們看到一個大的圖像，一個比每天當下這個時刻更廣的脈絡，以及做所有決策時需要的相應情緒。

當詹姆士在玩電腦遊戲時，非常嫻熟、技術很好地注意電腦螢幕上各部位的動作，為了那個虛擬的化身（avatar），不斷地同時評估和回應各種威脅及機會。那天晚上的當下，他完全忘了早些時候還記得也知道的，明天就要交的報告還未完成。當艾瑞克（第二章），突然注意到跟朋友的約會可能會遲到，他馬上跳上車，在結冰的路上飛快地開，一心只想著不要讓朋友等他，完全沒有想到在冰上開車打滑和超速的問題，然後開到路邊的溝洞中。

心理師評量工作記憶的方式是讓受試者聽一串數字，然後倒著唸回來。許多ADHD的患者，只要數字串超過三或四個，就無法倒唸。然而，這數字廣度（digit span）的測驗還無法說明，我在這一章中所談到的工作記憶、當下和較遠期情緒的相關重要性，為了因應每天生活中的工作、事情、風險或機會，心中清楚知道那些都需要我們不同比重的關注。

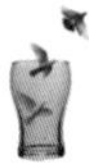

家庭的壓力

本書的故事也讓我們看到注意力缺陷過動症不只給患者帶來各方面的壓力，也造成患者身邊家人的壓力。有時，壓力來自於與家人之間的衝突，如過動兒的手足，因為長期與過動兒及其帶來的麻煩一起生活，這些手足常生活在挫折、罪惡、擔心和生氣之中。有的時候，手足們會因過動兒得到父母較多的關注，或者享有一些特權，而心生不平和抱怨[38]。

> 通常，過動兒的父母承受很大的壓力，夫妻兩人會意見不合，不斷地為孩子的教養爭執。當過動兒表現不如預期時，父母當中常會有一人扮演「黑臉」角色，不斷地提醒和要求；而另一人則扮演「棉花糖」，為孩子的不當行為反覆找藉口。

通常，過動兒的父母承受很大的壓力，夫妻兩人會意見不合，不斷地為孩子的教養爭執。當過動兒表現不如預期時，父母當中常會有一人扮演「黑臉」角色，不斷地提醒和要求；而另一人則扮演「棉花糖」，不是繼續鼓勵孩子，就是進一步為孩子的不當行為找藉口，還要旁人改變期待和標準，以因應過動兒的需要。

為了充分了解ＡＤＨＤ患者，我們也需要了解他生活的環境和家庭，家庭的動力和長期累積的壓力，以及家人對此症及孩子的因應和調適情形。本書中幾乎所有患者都給家庭帶來壓力，也呈現出複雜的人與人之間的動力和情緒互動。

長期的壓力和「意志力假設說」的負擔

有一個原因，長期且不斷地造成很優秀的ＡＤＨＤ患者情緒方面的困擾，那就是來自於父母、祖父母或甚至於患者對自己的期望與落差，也就是常沒有表現出應有的好。這些患者從兒童期就被視為聰明又有天分，連他們自己也這麼認為；但實際上卻經常失敗，這種表現不出來、自我影像的衝突一直揮之不去。有些小時了了，小學成績還相當不錯，但隨著年紀漸長，中學、高中的課業和學校要求增加，他們漸漸應付不來，情況一路下滑，自尊心也漸漸失落。

本書案例的痛苦都來自於那明顯的反差，擁有讓人印象深刻的能力，在某些特殊或有興趣的領域表現傑出；但在其他重要、又對未來有長遠影響的方面，表現很不好，其間落差極大。典型的情況是，患者的父母、老師或了解他們有很強的潛力的人，想要幫助他，敦促、哄騙、又施壓地要他們拿出像做他有興趣事情的「意志力」和努力，如此一來，他的人生一定可以成功和改觀；然後，連患者自己也會加入這樣

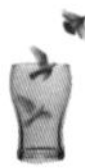

的陣營，開始批判自己為何不就去做就對了，為何總是失敗。無論這些批判是帶著善意，還是充滿了自責及罪惡感，其背後都有一樣的假設，那就是只要有足夠的決心和堅強的「意志力」，注意力缺陷過動症的症狀是可以克服的。

除了基因的原因之外，ADHD不是家裡養育發展出來的。然而，如果家人不認識此障礙真正的本質，錯誤地認為此症是可以用意志力克服的，甚至不斷地嚴厲批判患者，會加重患者的問題。這樣的批判會內化在患者內心深處，繼而帶來羞愧、挫折、自厭……一直不斷地在患者的心裡迴轉。而且，就算可以理解ADHD是怎麼回事，但要跟患者相處是一件不容易的事，ADHD患者不事先規劃、總是遲到、忘東忘西、還會說謊、說到做不到……讓人不批評也難。

一般人很難理解，為什麼有人可以在做一些事時很專心，可以在壓力之下最後一分鐘交卷，但卻無法運用同樣的能力，去準時完成明明很重要的事。大部分的人不了解當患者面對其有興趣的事情時，無論是因為喜歡和享受，還是因為極度害怕會有可怕的後果，其腦內的化學作用馬上改變，變為機警和啟動模式。而腦內的這種化學變化不是自願、自己可以決定的。顯而易見地，ADHD之所以讓意志力失敗，是因為它是腦內情緒交互作用、工作記憶和化學作用所造成的。

指責受害者

因為不了解ＡＤＨＤ，誤認為那是個人意志力的問題，導致人們反而去責怪那個受害者。這些從許多患者的自責，以及其身邊家人、老師、朋友和主管微妙的反應可以看出來。

當我們不明白一個問題的原因時，常會假設那是當事人自作自受。早年在十九世紀時，霍亂曾經在紐約大流行，當時還不知霍亂的原因為何。一八三二年，數以千計的小孩和大人突然上吐下瀉，有人送醫，有人一天內就死了。當時因為此疾病發生在貧民區，大家把此疾病歸罪於住在那區的非裔美人和愛爾蘭天主教徒。

當時紐約的一位知名人士品特先生（**John Pintard**）這樣寫道：「這些病人最好趕快被治好或死掉，他們都是這個城市的渣滓，要盡快把這些人驅逐出境，才能遏止此病的蔓延。」因為不了解霍亂這個疾病的成因，當時的人們把得病的「人種」當作病因。一八五四年，一位英國的醫生發現霍亂的成因不是「某種人」身上的缺陷，而是被水裡的某種細菌污染所導致[39]。

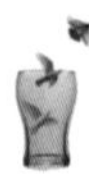

因為不了解過動症，誤認為那是個人意志力的問題，導致人們反而去責怪那個受害者。這些從許多患者的自責，以及其身邊家人、老師、朋友和主管微妙的反應可以看出來。

跟霍亂不一樣，ＡＤＨＤ不是會要人命的病，但是遇到一個此症的患者，無論是自己的小孩、伴侶、學生、下屬、同事或朋友，實在讓人很難理解他們可以在有興趣的事情上做得那麼好，為何不拿出同樣的意志力，把其他該做的事也做好。就像在十九世紀初期，不知霍亂的成因一樣，直到今日，許多專業人員和社會大眾仍不知ＡＤＨＤ腦部發展的遲緩是有其基因基礎的，與無數的腦神經神經突觸傳導物質、以及腦部不同區域的網絡連結和執行功能的缺損有關。結果，就是大部分ＡＤＨＤ患者所經歷的，大眾一直對是否真有此疾症以及其療法充滿了懷疑，最後，將矛頭指向了ＡＤＨＤ患者本身，甚至連患者自己都以為如此。

第二章 艾瑞克

「我就讀於一所很好的大學，我想好好的唸，但就是提不起勁、沒有動力。我高中時的表現很優秀，但現在成績很糟。我花太多時間跟女朋友在一起，還抽大麻。我試過過動症的藥物，很不舒服。」

——二十歲大學生

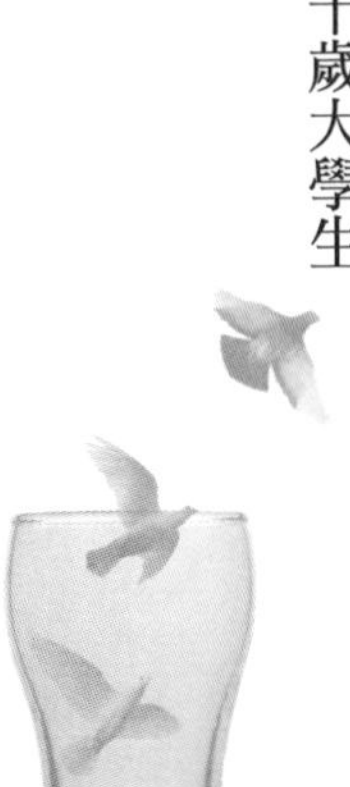

艾瑞克滿臉微笑，說話很快，解釋為何大學第二年時輟學。「很簡單，」他說，「我花太多時間跟新女朋友在一起，也抽太多大麻。作業都沒寫，很沮喪，最後連課都沒去上了。」為了不被學校退學，他自己申請因病休學。現在，他跟父母一起來到我的診

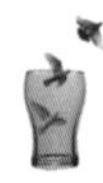

間，尋求評估診斷和治療。看得出來他很挫折，他說：「我就讀於一所很好的大學，我想好好的唸，但就是提不起勁、沒有動力。」我們同意展開積極的治療，從能力發展和心理治療兩方面著手。治療過程中，我慢慢了解他的故事，知道他之所以會輟學，原因沒那麼簡單。表面上很明顯的，問題出在大麻抽太多和憂鬱，但那只是冰山的一角；冰山之下的掙扎是沒有安全感、挫折、焦慮和羞愧，這些對他的自尊和學業都造成傷害。

艾瑞克是一個非常聰明的年輕人。他的IQ測試分位數在97％以上，屬於最優秀的頂端。他是個迷人的男孩，同儕和老師都喜歡他。高中時，他曾是傑出的足球隊和網球隊員。艾瑞克在七年級的時候，被診斷為ＡＤＨＤ患者，曾試過各種藥物治療，但副作用都讓他無法忍受，一個個停止服用。過動症長期持續的症狀，在影響他完成功課這一點上最為明顯。多年來，艾瑞克的媽媽，花很多的時間在課後督導他寫功課，直到十年級為止，因艾瑞克的大力反抗，父母親決定將這造成極大壓力的工作，由別人來做了。每天晚上的爭執與叫罵讓人筋疲力竭。

但問題還是要解決，從十一年級開始，艾瑞克的父母幫他安排了家教，一個星期五天，協助他完成作業。這樣支持性的安排，幫助他渡過了高中課業的挑戰，雖然沒有服藥，他的成績大部分都是A，偶而有B，但都還在前百分之五，因此以優異的成績進了一所很好的大學。

進入大學不久後，認識了一位學姐，珍妮。他描述珍妮聰明、用功，很自律。剛開始他大部分的課都有去上，有做一點功課，每個晚上都跟珍妮在一起，睡在珍妮在校園外租的套房。在珍妮的鼓勵和幫忙之下，他規律的上課，功課還可以。但是，一年後，珍妮與他分手，珍妮認為他不夠負責任，對學業不夠認真，也不夠獨立。分手後幾個星期，艾瑞克就因潰瘍性大腸炎住院，可能因為壓力加劇了病情。出院後，他每天還是需要服藥，以防腸胃道問題復發或進一步惡化。

和家人共渡暑假之後，艾瑞克回到學校，開始第二年的學業。他參加了一個兄弟會，表面上看起來有很多男性的朋友，但是在花了不少時間和好幾個月的承諾活動之後，對課業並沒有什麼幫助，成績開始滑落。其實，他從沒有覺得真正的投入兄弟會，也沒有真的花時間與任何會友們互動。

很快地，他認識了另一個年輕女孩，羅娜。後來，羅娜不但情緒方面有問題，她的焦慮症因倚賴藥物和大麻而加劇。她搬進他的房間同住，幾乎所有空閒時間兩人都在一起，一天吸大麻四到六次；看很多電視，盡量不外出與人有來往；兩人也都不作

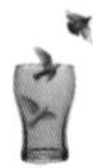

功課。有一段時間，艾瑞克會去上一些上午的課，但只去那些老師真的很棒或他非常有興趣的課；其他大部分的科目，因為落後，覺得丟臉，就都沒有去上課了，他怕教授們會問他作業是否完成了。

第二學期情況依然。艾瑞克甚至覺得應該退掉幾堂課，免得會被當掉。無望的學業成績，讓艾瑞克開始沮喪。與羅娜的關係，讓他得到慰藉，但又覺得被困住。羅娜愈來愈需要他，甚至只要艾瑞克不在房間，她都覺得不安。沒多久，羅娜就因為上癮和情緒狀態必須休學就醫。艾瑞克大二那年的春假，羅娜離開了學校。失去了羅娜的陪伴，艾瑞克更為沮喪，大麻吸得更多。他退掉了兩門課，也發現可能讀不完這個學期。就是此時，他開始休學就醫。

幾個星期內，艾瑞克的結腸出血，嚴重到需要住院。這時他才表示過去那些日子，他並沒有每天按時服藥，導致了復發。他把處方簽搞丟了，不好意思去找醫師補開處方。出院後，艾瑞克和父母親一起來到我的診間。

害怕孤單一人

聽了艾瑞克的故事之後，我對他高中、大學如此完全不同、戲劇性的表現，印象深刻。很明顯，過度使用大麻的確降低了離家到大學獨立生活的焦慮，但也是他課業出問題的一大原因。更讓我訝異的是，他對珍妮和羅娜接連快速的依附關係。他和珍妮在一起的時候，比較穩定，使用大麻也較節制，大部分功課都有完成，就像高中在家時，有父母和家教督促協助他一樣。但顯然地，艾瑞克需要密切、支持性的關係，從離開家到校園生活，他需要每天生活中的幫助。但對珍妮的依賴，讓他失去了那段親密關係。

第二年秋天，回到學校，開始第二年的學業，他馬上依附了羅娜。羅娜要的是沒有別人、只有彼此的親密關係，而艾瑞克要的正好是可預期、一直都在的親密。在後續的談話中，艾瑞克說每天如果他的身邊沒有人，他會覺得很無聊、不安或孤單。羅娜成了他痛苦、害怕孤單的解藥。

在家的時候，艾瑞克有爸爸媽媽、兩個手足，還有幾個從小一起長大的好朋友；此外，還有家教，一個剛畢業的大學生，每天來家裡幾個小時。艾瑞克提到，那位家

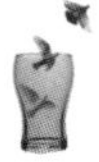

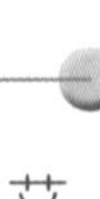

教不只監督他完成學校的功課，還教導他讀書。那位家教不只教他，甚至幫助他完成作文和報告，有時作者幾乎都變成那位家教而不是艾瑞克自己了。雖然家教沒辦法幫他考試，但是可以督促他讀書和準備考試。

艾瑞克必須不斷地動來動去和保持活動，因為他還未覺察以及發展出能力，去面對處理自己不安和害怕被拒絕的感覺。

雖然艾瑞克智商很高，但他無法有穩定的表現，他的焦慮讓他每天都需要高度的支持，以維持以前高中時的學業成績表現。他說，多年以來，他很難專心聽人說話或閱讀，也無法在上課時做筆記，即使很短的閱讀功課對他而言都很痛苦。要他一個人坐下來讀書做功課，連幾分鐘都很困難。在家時，與其叫他一個人讀書，他寧可開車出去，開很遠的路，以免無聊。他必須不斷地動來動去和保持活動，因為他還未覺察以及發展出能力，去面對處理自己不安和害怕被拒絕的感覺。

環境的改變

雖然，大部分的過動兒在藥物治療後，都能改善許多。但是，艾瑞克就是無法服藥，他需要身旁的人加強地給予支援，才能將他的聰明發揮在學業上。高中階段，家人和家教給了他足夠的支持；他還參加在校的體育活動，常在校運動到晚上七點才回家，除了他的球技還有數學比賽等，讓他常得到教練和同學們的鼓勵和讚美。同時，他有固定的朋友圈，以及高中最後兩年每天的家教。在這樣強大的支持系統中，除了寫報告之外，艾瑞克表現優異。

進入大學新的環境，沒有了以前高中時代依賴的支持系統，孤單和不安全感加強了艾瑞克的不安。艾瑞克被負面的情緒淹沒在大學校園。他需要學習去認知這些害怕，並學習因應，而不是就這樣把自己打敗。

大學和高中的環境是完全不一樣的。當艾瑞克離開家去上大學，他的支持系統都沒有了，包括情緒的和實際生活上的。在課業和社交生活兩方面，他都覺得孤單和不

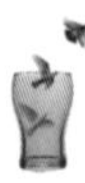

安全感。珍妮給了他課業上一些支持，也給了他渴望的親密和陪伴。但是珍妮無法忍受他的過度依賴，因此與他分手。羅娜很聰明，但是有極大情緒上的需要，在課業上絲毫無法幫助艾瑞克。雖然羅娜滿足了艾瑞克渴求的親密陪伴，但他付出了其他社會生活機會的代價。進入大學新的環境，沒有了以前高中時代依賴的支持系統，孤單和不安全感加強了艾瑞克的不安。艾瑞克被負面的情緒淹沒在大學校園。他需要學習去認知這些害怕，並學習因應，而不是就這樣把自己打敗。

有人把ＡＤＨＤ視為跟癌細胞一樣，無論任何情境，到哪裡都帶著它。這樣的觀點是社會心理學家所謂的「基本歸因誤謬」（Fundamental Attribution Error），傾向主要以一個人內在因素去解釋他（她）的行為，這樣的假設會忽略外在綜合多重情境（situational, outside）因素對一個人感受和行為的影響。舉例說明，當有一飛機航班延遲降落抵達目的地，下飛機時若有人推開別人、搶先下機，一定會被認為是個自私無禮的人；但若空服員事先告訴大家，等一下有幾位乘客急需轉乘其他國際航班，大家會因為這情境的因素，而對這幾位擠過人群、搶先下機的人有不同的眼光，可能會較為同情，而不是直接地認為他們沒有禮貌。

情境脈絡對任何人都可以有很大的影響，對過動症患者影響尤其大。情境可以提昇自信和滿足感，也可以加強害怕或自我意識。在剛進入成年的轉換期間，ＡＤＨＤ患者特別強烈的需要社會情緒性的支持，以發展其較為晚熟的日常生活自我管理的能力。ＡＤＨＤ學生常反應，如果他們身邊的同學很認真，跟他們在一起，他就會很有生產力；但若是自己一個人，就做不到。有時，陪伴他的人只是跟他同處一個空間，都可對他開始做功課、完成該做的事有幫助。同樣地，如果他身邊交往的人都不太用功，愛出去玩，那他做功課、讀書的時間就會減少，玩樂的時間就會增多。所以，對他們而言，跟什麼樣的人在一起很重要！

開始療程之後，艾瑞克和我都同意從改變他的環境著手。他從家裡搬出來，搬到離我診療室較近的地方，採取積極的治療，也可以在附近的大學修一些課。同時，他答應不再抽大麻，也減少跟羅娜通聯次數。那時候羅娜已離開學校，搬回家住。

害怕尷尬受窘和被拒絕

最初，要完全停止以前重度抽大麻的習慣，對他不是那麼困難；但要他減少跟羅娜的連繫，他有些猶豫不絕。過去這幾個月來，她不斷打電話和寫信，對他確實是有

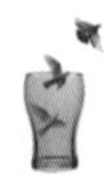

點負擔，但是艾瑞克不敢完全斷掉這段關係，因為他「不知道未來會不會再碰到在乎我的人」。

我剛開始還以為艾瑞克在開玩笑。他是個很帥、聰明又迷人的年輕男孩，總是燦爛的笑著、有教養，又應對得宜，實在很難想像遇到他的人會不喜歡他。艾瑞克很快的澄清，無論別人怎麼看他，他一直強烈的自我認為，無論男女，其實都並不是真的喜歡他：「就算有人跟我說喜歡我，或對我很好，我會認為他（她）們只是為我感到難過，或是不想傷害我。」

就像有一天發生的那件事一樣。那天艾瑞克跟我在一起，他剛寫了訊息回覆一個女孩，那女孩先前發了個簡訊給他，邀他一起參加一個派對。那個女孩沒有在十分鐘之內回覆他，他就開始變得緊張和心事重重地走來走去，他說：「我想她其實沒有那麼想跟我一起去，她可能已經找到別人了。」然後他舉了好幾個例子說明從小開始，他如何反覆掙扎，害怕別人不喜歡他，或覺得他「不夠酷」，「我總是怕開口邀人家跟我一起去做什麼事，我總是等別人先開口，即使我很想跟他們一起去。我真的很討厭打電話給別人，我總覺得他們一定在忙著做比我更重要的事，那會讓我緊張到甚至想吐。」

一個小時後，那個女孩回了簡訊確定了這個邀約，艾瑞克顯然地很高興，但還是繼續懷疑她是不是真的想跟他一起去。後來，他跟我說那天他們玩得很開心，而且那女孩說希望下次還可以一起出去。但當天，為了解除焦慮，他在事前先喝了幾瓶啤酒，整晚又喝了幾瓶啤酒。接下來的幾天，他還是反覆地想那女孩是否真的想再跟他一起出去。

在類似事情發生的過程中，可以看見艾瑞克嚴重的為社交焦慮（social anxiety）所苦。依附在珍妮和後來與羅娜的親密關係中，讓他覺得安全，因為可以不用每天面對跟新的人認識和互動的焦慮，至少可以肯定的是她們願意跟他在一起，直到她不再願意為止。因潛藏的社交焦慮，艾瑞克以每天陪伴、黏在一起的親密關係來保護自己。

對艾瑞克而言，這種害怕被拒絕的焦慮不只出現在約會的時候。他說，他之所以不去上有些課或最後退掉一些學分，這也是很重要的原因，他怕老師問他為什麼沒有準時交作業。他很肯定教授一定不高興，且一定會問一些讓他覺得很糗的問題。就這樣像滾雪球一樣，愈滾愈大，滾到最後，他不得不退掉那堂課。

艾瑞克和醫生之間也有類似的問題，也是導致他腸炎再次發作的原因。為了不再復發，出院後他本應每天繼續服藥，但他把醫生的處方簽搞丟了，他覺得很丟臉，不

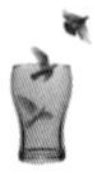

願再去掛號看診，請醫生補開處方簽。他太害怕醫生可能會認為他很蠢、很不小心，於是一直忽略和小看會復發的可能性。其實，多年來這社交焦慮無所不在，但艾瑞克很技巧的將它隱藏得很好。

有三分之一以上的ADHD青少年和成人，顯著地為社交焦慮所苦，他們一直處於害怕別人認為他們不夠有吸引力、能力不夠，或著像艾瑞克說的「不夠酷」。

有三分之一以上的ADHD青少年和成人顯著的為社交焦慮所苦❶，他們一直處於害怕別人認為他們不夠有吸引力、能力不夠，或著像艾瑞克說的「不夠酷」。這害怕的原因，有些是來自他們怕別人看穿了他們的自我管理能力不足，或有時他們會說或做一些不合宜或看來很蠢的事。因為他們的衝動（譯注：ADHD症狀之一），以上的擔心，不是沒來由的。

許多過動症的患者無法擺脫這樣的害怕擔心。他們欠缺「從上到下」（top-down）的能力，提醒他們轉移這樣的焦慮，別人那樣的行為或言語可能有其他合理的原因。

例如：那個女孩沒有馬上回覆，可能是因為手機不在她身邊，或她正在忙別的事。但因為太聚焦於所擔心的事，他會偏執地搜尋所有可能的「線索」，去支持他擔心的被嘲笑或拒絕。如果情況真的不明，他們會選擇相信最壞的情況。通常，這樣的情緒困擾與執行功能有關，正常的執行功能可以回溯更多的資訊，讓他們有較寬廣而務實的觀點，而不那麼自以為是怎樣。

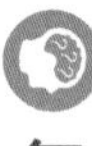 無法放鬆入睡

從我們的療程一開始，艾瑞克就配合不再抽大麻，但很快地，就看到因此帶來了其他的問題。已經好幾個星期了，艾瑞克入睡的時間一再延後，常常到清晨四、五點才真正入睡，因此常睡到中午才起床，有時更晚。艾瑞克說，不抽大麻後，他開始有入睡的問題：

「我很高興不抽大麻後，在白天時我的腦袋比較清楚了；但不抽大麻後，晚上很難入睡。我並沒有很晚才上床就寢，但腦袋就是關不掉，一直想事情。我只

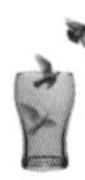

> 好起床，看電視或上網，直到清晨三、四點，然後睡得像個死人一樣。過去這幾年來，醫生讓我試過不同的助眠劑，沒有一種可以有效超過幾天。但大麻對我的睡眠一直有用，以前在家的時候，我每天在學校運動、打球到筋疲力竭才回家。」

無法安靜下來入睡，是許多ADHD患者都有的問題。許多患者說他們真正入睡的時間，都比上床或原先規劃得要晚許多。因為睡不著，他們通常會看電視、看書、上FB、上網或玩遊戲，直到最後累到不行才睡著。這樣，他們可以免去躺在床上長時間的看著天花板，等待腦中停不下來的思緒終於安靜下來[2]。

在我的建議之下，艾瑞克開始到學校運動中心去跑步、游泳或做重量訓練。有幾個晚上，運動確實對睡眠有幫助，但仍有許多個晚上還是到清晨三、四點仍睡不著。每一個無眠的夜，都讓艾瑞克第二天睡到中午或更晚。

我們開始積極療程的頭幾個月是夏天，艾瑞克選的兩堂課都在下午，也就是說就算晚上睡不著，應該還不會影響到第二天下午的課。但我們知道他需要正常一點的睡眠時間，以應付下學期秋季課程。

我們試了所有有關睡眠衛教方法，以建立固定的睡眠習慣，但通通不管用。

我們試了一般（不需處方簽）的助眠劑，如苯海拉明（benadry1）和褪黑激素（melatonin）；也試了醫生開的處方藥：降血壓藥可樂定（clonidine）、鎮定劑氯硝西泮（clonazepam）和助眠劑左沛眠（zolpidem，商品名史蒂諾斯）。但沒有一種藥物的作用可以有效超過數日，劑量太小，完全沒有效；劑量太大，第二天又昏沉。經過耐心、不斷地嘗試都失敗後，眼看著秋天就快到了，艾瑞克提出已數個月完全不碰大麻了，現在為了睡眠，是否可以只在睡前小量使用。我對這個做法覺得不妥，擔心他又會過度吸食，但眼前沒有其他有效的方法，所以我同意了。

有些臨床醫師會強烈反對這樣的妥協。面對這樣的問題，有些人主張完全禁止是唯一的方法，無論是大麻或其他違禁藥物；有些人主張「降低傷害」（harm reduction）策略，鼓勵個案減輕至最低用量，但非完全的禁止[3]。

因考量艾瑞克可以完全斷絕大麻兩個月，而且幾乎所有治療失眠的方法都無效，我決定嘗試上述第二種策略。結果顯示，這個策略奏效，艾瑞克很少使用過量，因為少量的大麻，艾瑞克大致可以在午夜之後到清晨一點之間睡著。

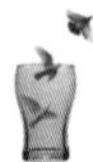

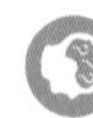

一天的開始，早上起不來

艾瑞克不只有無法正常入睡的問題，從小，他還有起不了床的問題，無論他睡了多久。他發現鬧鐘幾乎叫不醒他，就算他已在十二點到清晨一點之間睡著，也不一定要七個小時以後醒來。設好幾個鬧鐘都沒用。如果需要在十一點以前起床，一定要有人叫醒他。早上起床是許多ADHD青少年和成人的問題，無論他們睡了多少個小時。

只有請住在隔壁的房客幫忙到他房間叫他，艾瑞克才有可能在中午以前起床。只要一睡著，他就會睡得很沉，然後很不容易醒來。曾有過幾次，隔壁的鄰居來把他叫醒了，看到他起床，還跟他說了幾句話，然後離開，結果艾瑞克又倒回床上睡了幾個小時，完全不記得曾跟鄰居說過話。

經過隔房的協助叫他起床幾個月後，慢慢的艾瑞克發展出方法叫自己起床，除了鬧鐘之外，他把窗簾拉開，好讓早上的陽光可以照進來一起把他叫醒。如果是冬天早上，需要起床的時間若天還暗的，他會用網路上買的鬧鐘協助，那個鬧鐘會在設定鬧鈴之前半小時開始閃光。艾瑞克花了好幾個月的時間，掌控自己睡覺和起床的狀況。通常，過動症患者需要實際的方法和支持，幫助他們解決入睡和起床的困難。

不害怕開車出意外

為了趕早上的課，除了早點起床，還有別的問題。就像許多ADHD年輕人一樣，艾瑞克會開快車❹。當早上時間來不及，必須趕早上的課，他會開快車。但有時就算不趕時間，他也不太管速限。這是另外一個例子顯示，當患者太注意當下的問題時，常會忽略其他需要同時考量的事情，就這個例子而言，是安全。

有時，跟朋友喝酒之後，他會堅持開車回家。雖然他唯一的一次交通事故，是因為在結冰的路上開太快而滑到旁邊的溝渠裡；然而他一年吃了四張超速和一張酒駕罰單。直到他因開快車摔到溝裡後，他的父母拒絕為他付罰單和出庭費用，逼他用自己的存款支付和面對開車的風險。唯有讓他自己負擔龐大的罰金，才能打破他不肯面對的風險。在我們許多個月的談話中，這個可怕的問題一直是我們要面對處理的重點。後來，不再有超速和酒駕罰單了，不知是因為他改變了開車習慣，還是只是運氣好。比起來，學業方面的問題比較好追蹤。

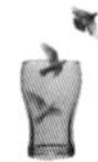

缺乏完成長期目標的動力

秋季學期開始，艾瑞克開始了大學全時間的修課學業，沒辦法完成作業的問題開始顯現。他發現白天沒有課時，他很難安排時間作功課；晚上，除非拿槍對著他的腦袋，他是絕對不願意在晚上做功課的，除非時間已到，火燒屁股了，他是不會在晚上做功課的。跟許多過動症患者一樣，他沒辦法將事情排出先後順序，然後務實地一樣一樣去完成。有時他會熬夜，依課程大綱進度超前幾個星期的去做作業，他說，他寧可一次超前很多，也不願每天按進度完成一點。這樣的策略用在閱讀上，不用說，一定會進度落後，因此他繳交的報告經常內容不佳、品質不好。

事前就佈達日期的考試，通常艾瑞克都考得挺高分，就算在課堂上做的筆記不多，教授在課堂上講的內容他都能記得，但如果教授不是很生動、很會講的老師，他會同時在電腦上一邊上網或玩線上遊戲，以克服無聊。長時間的閱讀，對艾瑞克而言，是很困難的，他續讀課本或看小說，每次無法超過十五分鐘。

為了解決這個問題，我們嘗試神經興奮劑（stimulant），但發現他只能接受短效型（Dexedrine or Adderall）且非常小的劑量，才不會有太難過的副作用。這對他克服無聊的課業非常有幫助，可以讓他打起精神開始讀書，並持續努力下去。然而，他的身體對生化作用反應非常敏感，要拿捏用藥的時間和劑量非常不容易。有一天，他不經意的服了稍高一點的劑量（對別人而言其實還算小劑量），讓他心跳加快、無法呼吸到必須去醫院掛急診。診斷結果，他的心臟血管系統沒有問題，是因對他而言過高的神經興奮劑量所導致。

進過急診室後，艾瑞克還是使用小劑量的神經興奮劑幫助自己閱讀和寫作業，但會很注意劑量和服藥間的時間間隔。艾瑞克對神經興奮劑的反應顯示他的身體對興奮劑很敏感，不論是藥物或含咖啡因的飲料。這個謹慎小劑量的用藥方案，對他專注讀書和完成報告，有很大的幫助，但仍不足以解決他更大的問題：他還需要相當大的支持，以面對每天的學生生活。

艾瑞克說：「我就讀於一所很好的大學，我想好好的唸，但就是提不起勁、沒有動力。」這點出了他的困境。就人生長遠的角度來看，他知道自己很幸運，能進入這麼優秀的大學；他也知道父母親為了他這難得的機會，花了多少錢；而且從這麼好的大學畢業，對他將來的工作和職涯發展有很大的幫助。但這些未來很久以後的好處，沒辦法給他足夠的動機成為一個認真的學生，去面對每天眼前的每一項功課。

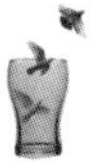

「現在，」艾瑞克說：「我就是不想去上課，讀那些又多又無聊的課本，也不想寫我一點都沒有興趣的報告。」他強調，對他而言，那些遠期的目標，和眼前每一項必須完成的功課之間，是沒有連結的。但這些小小的每一步，都是達到未來目標必須經過的。他說：「對我而言，只要無法在當下立即看到結果的，就好像我這個星期如果做得很好，但沒有得到支票，所以沒有錢去為明天的工作加油一樣，我就會無以為繼。」

艾瑞克的例子，讓我們很清楚的看到，許多對工作和學業無感的年輕過動症患者的樣貌❺。需要得到每天的動力，而且要足夠到可以為長久後才能得的報償而持續努力，對他們而言，是困難的。尤其眼前手上的事又不是有興趣的事，還要多年後才能看到效果，連要開始著手去做都很難。

沒有耐心等待

有人跟艾瑞克一樣，超級沒耐心，無法長期、持續的努力，且從幼兒期就這樣。有研究針對學齡前的兒童，發現孩童有這方面的差異，有些幼兒已可以為了幾分鐘後更大一點的獎賞，而拒絕就在眼前、馬上可以拿的較小的獎勵。蘇珊康寶（Susan

Campbell）帶領的研究團隊，研究了上千個從出生到小學三年級的孩童，從三十六個月大開始，到五十四個月大，孩子被交待簡單的事情，然後測試他們等待獎賞和拒絕誘惑的能力，這個測試是這樣設計的。

孩子在三十六個月大時，被邀請到實驗室，先玩一個很好玩的玩具，研究人員就將那個玩具放到一旁，跟這個小孩說不要碰那個玩具；然後研究人員到房間的另一邊去準備文件，同時，給這個孩子幾個其他的玩具玩。兩分半鐘之後，研究人員回來，再次跟孩子玩那個很好玩的玩具。事後，從錄影帶上的影像計算，在研究人員去忙別的事情的時候，這個孩子可以拒絕去玩那個「不可以玩」的玩具多久。

等到孩子五十四個月大時，再邀請孩子到實驗室，被告知要玩等待遊戲。請孩子坐在桌前，桌上放著兩個盤子。一個盤子上放著少量的糖果，只要孩子按鈴告訴研究人員，就可以馬上把它們吃掉；另外一個盤子上擺著很多的糖果，只要等到研究人員回到房間後，就都可以吃，那是在七分鐘以後。

幾年以後，等到孩子小學三年級時，由家長和老師來評估，這些孩子是否有學習或行為方面的問題，並與先前就ＡＤＨＤ診斷標準比較。結果顯示，從幼兒期就不太能等待的孩子，也就是三十六個月大時不能等兩分半鐘再玩那個好玩的玩具，以及

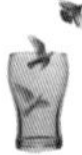

五十四個月大時，選擇先吃掉小盤糖果、不能等七分鐘再吃大盤糖果的孩子，顯著地有較高的比例顯現出ＡＤＨＤ症狀。許多ＡＤＨＤ患者從很小的時候，就有此沒耐心等待的現象❻。

許多類似的研究，針對不同年齡的孩子，都有同樣的結果，與同年齡的孩子相比，過動兒等不到想要的東西時，比較快就覺得挫折；如果給他們選擇的機會，只要等一下，就可以有更大的獎賞，或者立即就有眼前所有的，過動兒通常選擇當下立即的獎賞，而不是等待後面更好的。

ＡＤＨＤ孩子或青少年這種寧可選擇眼前較小的獎賞，而不願意等待後面更大獎賞的情形被稱為為「延宕厭惡」（delay aversion）。當必須等待才能得到想要的東西時，ＡＤＨＤ患者，比起同年齡的人，更快地覺得挫折和負面情緒增加。為了降低負面的情緒，他們寧可選擇眼前的小回饋，就算比起等一下就可以得到的獎賞少許多❼。

大部分有關延宕厭惡的研究是針對兒童做的，有些研究人員認為大一點的患者沒有那麼傾向選擇即時較小的回饋，至少在上述實驗設計的情境中不見得會如此選擇。然而，就算可能有研究方法方面的問題，仍有許多研究顯示ＡＤＨＤ患者，無論是兒童、青少年或成年人，比起非患者，對未來可能的回饋都較沒有感覺。

有可能這些過動兒所表現出來的沒耐心，與他們更廣一點的問題：**期待回饋**（anticipating reward）有關。也就是說，過動症患者對期待未來才會有的回饋，沒有什麼愉悅的感覺，才會選擇當下立即可以帶來愉快的回饋。這樣的說法，與一個正子攝影（PET）影像研究的結果是一致的，影像顯示過動症患者腦內結合受體的傳導物質，也就是啟動回饋認知線路的化學物質，顯著地比非患者少[8]。

這些影像研究顯示，對過動症患者而言，一件事情的回饋若被延遲，他們較不容易在等待和期望當中得到滿足和愉快。因此，若要去做的那件事不是他們有興趣的，或那件事的回饋不是立即的，要他們開始著手或持續有動力是很困難的。

或許可以這樣說，比起同年齡的人，ADHD患者的腦內線路設計對未來可能的回饋較不敏感。近期，功能性磁振造影（fMRI）的研究也指出，此症患者對腦內激發神經網路期待回饋所帶來的愉快和滿足感的敏感度比對照組低[9]。

艾瑞克所經歷的困難，如同許多其他患者一樣，艾瑞克跟我說：

「對我而言，翹課或沒交報告是沒有後果的；最後的成績、是否能畢業和找不找得到工作，是一百年以後的事。如果是我不喜歡的事，我不會在乎那麼久以

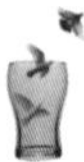

後才會有的影響。我需要立即的回饋。或許我根本不該上學，或許我應該去找那種只要當天有出現、準時上班、做完工作，馬上就能拿到薪水的工作。」

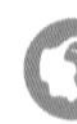

改變時間框架或獎勵

艾瑞克父母的經濟狀況不錯，他從來不需要去找工作養活自己。他唸大學時，父母給了他一張信用卡，無論花費合不合理，父母都會幫他繳清。當我們開始積極療程後的第一個學期，因為沒有交作業和缺課，艾瑞克必須在五個科目中退掉三科，以免被當掉，我約談了艾瑞克和他的父母。

我鼓勵艾瑞克的父母，從下個學期開始，以一個星期為單位，就他的表現給予立即的獎勵或處罰。他們取消了艾瑞克的信用卡，他必須自己賺生活費，父母視每個星期上課和作業繳交的情況，發給他生活費。

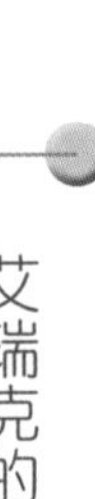

艾瑞克的父母改變了他對事情的感覺，讓他每天的生活和生產力跟立即的回饋產生連結，就如同艾瑞克自己說的。

例如，如果他有一天沒去上課，或當天沒有顯示做了什麼有生產力的事，如讀書、整理筆記、寫報告等，他那一天就沒有生活費可領。他每周生活費的多寡端視他的課業努力情形而定，包括質和量。這不是要獎勵好成績，這是要回饋一個學生的努力和認真。如此一來，他的父母為他建立了一個每天的立即回饋系統，包括獎勵和處罰。這個系統提供了艾瑞克每天都要努力的動機和理由，艾瑞克的父母改變了他對事情的感覺，讓他每天生活的生產力與立即回饋產生連結，就如同艾瑞克自己說的。

經過了好幾個星期，這個正向／負面的系統才被有效的建立起來。雖然艾瑞克本人不見得喜歡這樣，但這對改善他的動力、持續努力確實有幫助。這個強化回饋系統，比起未來學期末才能得到的成績，或每個月底才結算的薪水，來得即時又有效。

第二學期剛開始時，艾瑞克有好多個星期沒有拿到錢，因為他沒有按時完成該做的事或功課，因此沒錢加油、開車和朋友出去玩。很快地，為了賺到需要花用的錢，他對這個正向或負面的回饋開始有感覺、有反應，開始對課業比較認真；就好比一個工作一樣，如果沒有每天出現上班工作，就沒有工錢。

許多年輕的ＡＤＨＤ患者也面臨同樣的困擾，面對一個長期目標，需要一個像這樣立即而持續的回饋系統。不幸的是，很多家庭沒有辦法像艾瑞克的父母建立這樣

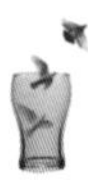

的回饋系統，當這些ＡＤＨＤ學生面對高等教育的課業學習時，常無法持續保持動機和動力。有些人可以選擇很實際的方法，就是去找一個全職打工的工作，準時起床上班，面對挫折和辛苦，發展出自我管理和紀律，賺取每週的工錢。有些人，因有了這樣的工作經驗和學習，激勵了他們回到校園，選擇半工半讀；也有的從此開始了工作生涯，其學歷僅止於高中。無論是否為ＡＤＨＤ患者，無論是否有大專學歷，有人確實有成功的職涯，有的則不盡然。

這個簡單描述艾瑞克的故事，無法概括他生活和學業所有的面向和困難，但可以說明為何他對有些事過度敏感，對有些事又不太有感覺；他的期望、焦慮、羞辱和得意；他的沒有耐心、面對生活轉捩點的抉擇，以及積極治療的情形。

艾瑞克的案例有些特殊，因為他的身體對藥物反應非常敏感，許多藥物可以馬上有效處理的症狀，對他的幫助不大。有些ＡＤＨＤ的患者可以從藥物得到一點幫助；有些患者，僅藥物治療就改善很多。另外，艾瑞克這個案例經驗較為特殊的地方，是其家庭的資源和支持其積極治療，再加上他自己完全配合治療、直率又有耐心，還一直保持不錯的心情。

經過一年的治療後，艾瑞克回到原來的大學讀書，兩年後順利畢業。

什麼幫助了艾瑞克

- **改變環境**：全新的生活安排，同時在另一個大學全時間修課。
- **節制大麻**：採取降低傷害策略，只有為了解決睡眠問題時，才能少量使用。
- **社交焦慮**：以談話療法聚焦在此一嚴重、但以前未被察覺的問題。
- **起床問題**：建立每天協助起床的方法，直到可以獨立處理起床的問題。
- **低劑量神經興奮劑**：找到適合其非常敏感的身體反應的低劑量。
- **立即回饋系統**：使此立即回饋系統與有效率和生產力的課業學習產生連結。

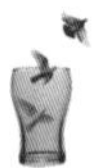

第三章 凱嵐

「我的父母總是教我行為舉止要得宜，不要丟家人的臉。當我大學唸不下去的時候，他們幫我再嘗試，我也真的想再試試看。但就在關鍵的那一天，我應該要開始去補修最後那兩門課，才能再被允許入學，但那天我害怕到走不進教室的門。」

——二十二歲大學生

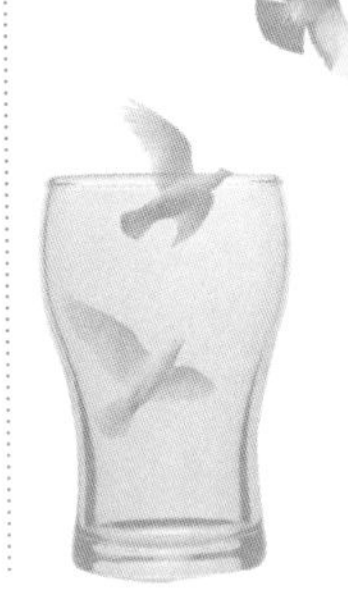

當凱嵐進入一個頂尖大學就讀的時候，她的父母很高興；兩年後，當他們知道凱嵐因為成績太差，被學校退學時，他們非常震驚。其實第二學年中，因為缺了太多堂課、太多報告沒交、考試分數太差，學校已發出留校察看的通知給凱嵐了。她的成績平均點數已經在規定標準之下，學校要求她必須先到其他大學去，成功修完一年全時間的課，才有可能再被允許入學。凱嵐說這些都是因為她的憂鬱症，但因為覺得丟臉，她沒有求助。

雖然非常失望，凱嵐的父母仍然支持她。他們責怪凱嵐為何沒有即早告訴他們學業出狀況和罹患憂鬱症，否則他們一定會想辦法幫她。同時，他們也知道凱嵐覺得沒面子，因此馬上著手幫她安排到另一所大學讀書一年。他們來到我診間的時候，凱嵐已經在另一所大學完成了一年的學業，成績還不錯，但有兩科沒有修過，因為她無法在時間內答完期末考卷。因此，她必須再利用暑期完成補修，才有資格被允許進入原先的大學就讀。

凱嵐和父母來到我診間的原因，是因為她已選了暑期補修的那兩門課，但她就是無法開始，沒有辦法走進教室上課。她接連著幾天確實都有到校，走到教室大樓前，但坐在台階上，無法走進教室。再接下來的兩個月，她都有與父母通話，假裝有去上課，其實她根本沒報到上課，她都待在學校旁的公寓套房裡。

當父母親責問她為何不去上課時，她覺得羞愧，滿臉是淚的述說每次走到教室大樓前，那種突如其來的恐慌發作，極其痛苦。曾經有兩個星期，她每天準時到大樓教

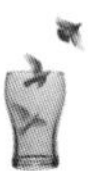

室前面，決定要去上課，但愈走近教室大門，她的心就狂跳，延續十到十五分鐘，直到她放棄走進教室大門，回到住處，心跳才逐漸恢復正常（本章後段將討論造成此恐慌的心理因素）。

現在，在我的診間，凱嵐和父母跟我解釋，她因此無法回到原來的大學讀書，不知該如何是好。在我們後續的會談中，有時與父母一起，有時我單獨跟凱嵐談，凱嵐肯定地說，她有準備要面對這個問題，已發生兩次了，真的影響了她的學業。凱嵐滿臉是淚且肯定的說：「已經很久了，我知道我需要幫助，但直到現在我才說出來。我知道爸爸媽媽想幫我，但我覺得丟臉，我自己都很難接受。我想自己面對解決。」

經過完整的臨床診斷評估，我發現凱嵐非常的聰明。她的語文智商，在百分比九十九以上，但有三個未被診斷發現的問題，讓她長期受苦：注意力缺陷、慢性焦慮和恐慌症（chronic anxiety with panic disorder）、慢性輕度憂鬱症（chronic panic disorder）。凱嵐和父母都同意搬到我的診所附近住，在附近的社區大學註冊一門全時間的課，然後展開密集的療程。她期望在一、兩個學期內，完成密集的治療，且成績要好到可以再回第一所大學就讀。我提醒她，我的診所無法製造奇蹟，但我同意在嘗試藥物治療和會談治療後，我們視情況考量她的期望和安排。

療程開始後，凱嵐跟我談許多課業上的困擾。她說，從高中到大學是個轉捩點，她有很大的困難。她讀的是一所很不錯的高中，競爭很激烈，學校課程安排非常有結構性，甚至有強制性的課業輔導。她不但成績優秀，朋友多，社交生活也多采多姿。她在體育方面也很活躍，還擔任學校兩個體育代表隊的隊長，直到快畢業前因背傷才停止。

剛上大學幾個星期，凱嵐就被嚇到了，課程安排沒有那麼結構化，學業要求又很高，競爭更為激烈。她不敢跟學校老師講話，在課堂上也不敢發問，因為她覺得別人都比她聰明許多。她不知道如何開始做報告、完成作業，以前高中時都有輔導老師幫忙。其中最困難的是，她簡直被排山倒海又繁重的閱讀和報告壓垮了。她說，她大約要花別人兩倍的時間，才能完成閱讀和報告，因為有時候她要重覆讀好幾次，才能讀懂和記住書中的內容。

閱讀理解和記憶的困難

許多ADHD學生都表示，需要反覆讀好幾遍閱讀和作業內容。凱嵐就像其他患

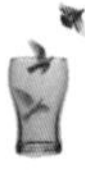

者一樣，她不是不認得那些字，她可以很流暢的閱讀，但長期以來的困擾是如何持續專注並記得剛剛在讀什麼；就好比她的眼睛可以快速地滑過那些字，被動地認得和讀過那些字，但無法真正抓住、解碼並記住其意義。這個問題讓過動症患者傷透腦筋，尤其讀的內容又不是她有興趣的。

曾有一位學生這樣描述類似的困擾經驗：「當我讀我沒有興趣的東西時，就好像我的心是在『舔』那些字，而不是『咀嚼』它們。」他認得他讀的每一個字的意思，但無法把它們留在腦裡夠久到知道整個內容意義。

許多ADHD學生都表示，閱讀時需要反覆讀好幾遍。對凱嵐而言，就好像她的眼睛可以快速地滑過那些字，被動地認得和讀過那些字，但無法真正抓住、解碼並記住其意義。

近年來，研究失讀症（dyslexia）的科學家開始強調注意力對閱讀理解（reading comprehension）的重要性。研究人員發現，解碼文字意義的能力，只限於一頁上的文字是不夠的，注意力的流暢度和聚焦都很重要，這些能力需要閱讀者當下抓住焦點，保持速度，使用工作記憶，這些都與ADHD患者執行功能的缺損有關❶。

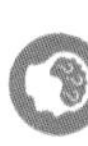延長考試的時間

我們在耶魯大學的研究團隊，針對一百四十五位學生的閱讀困難研究，年齡自十三到十八歲，都是ADHD患者，請其參與一個標準化的閱讀理解力測驗；一組是正常的測驗時間，另一組延長時間。正常的測驗時間是二十分鐘，無法完成者，可再延長十二分鐘。雖然受測試學生的口語理解能力都屬高標，有53%無法在標準時間內完成測試，只有42%可以拿到IQ測試口語部分的閱讀理解分數（十五分）；延長十二分鐘之後，完成的比例提昇到78%，且都拿到了該測試的十五分。

當研究人員詢問無法在原訂時間完成、還需要更多時間的原因，大部分的學生都說必須反覆讀好幾次那些段落，否則無法回答後面的問題。與其他同樣能力的學生相較，IQ測試的結果顯示，這些受試的學生在處理速度和工作記憶這兩方面顯著的較差，可能他們的需要多讀幾次，是要彌補把那些資訊保持住，且其處理影像資訊的速度也較慢❷。

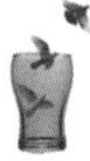

凱嵐說，她之所以沒有在時間內完成測試，還有一個原因是她在擔心是否能完成這個測試。她說，通常在做類似這樣的測試，做到一半時，她會在心裡不斷地跟自己說：「老天，這次我一定會寫不完，也回答不完後面的問題。」然後這些擔心佔據她的心思，讓她無法專心閱讀和回答問題。為了改善閱讀理解力和不專心的困擾，凱嵐和我都同意嘗試長效緩釋型中樞神經興奮劑。一經嘗試，她的專注力和持續專注馬上有顯著的改善，我也讓凱嵐了解相關文獻資料，有關這方面的障礙和延長考試時間的做法。凱嵐將文獻資料遞交給學校，學校同意日後她所有的考試時間得以延長。

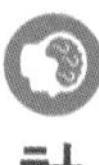

社交表現焦慮和罪惡感

焦慮常吞噬掉許多凱嵐心理的空間。其中一個多年來揮之不去的焦慮是擔心自己會出糗，或者會讓家人丟臉。凱嵐的母親常提醒她行為得宜有多重要，若表現得好可以免遭親友議論批評。凱嵐認為母親之所以反覆強調這一點，是因為娘家社經地位較夫家為低，因此母親一直擔心自己和子女會被夫家指點批評。凱嵐的因應策略就是不告訴父母親自己面臨到的任何困難，這解釋了為何凱嵐一直沒告訴父母親大學的狀況，直到紙包不住火、東窗事發。

談到凱嵐慣常的過度擔心自己是不是做得夠好，好讓父母開心，我看到的是慢性焦慮症。當凱嵐嘗試在春季回到原來就讀的大學，恐慌症又發作時，我非常清楚地看到這一點。我建議她，除了長效型的中樞神經興奮劑（stimulant）之外，同時使用抗憂鬱劑氟西汀（fluoxetine，選擇性血清素再回收抑制劑），以降低恐慌發生的頻率。凱嵐同意並開始服用藥物，然後在幾個星期之內，她就感受到焦慮的情況降低。兩種藥物都沒有什麼不舒服的副作用。再幾個星期後，凱嵐說，跟以往很不一樣，她可以比較自在的跟教授說話以及在課堂上發言。

家庭中的擔憂及角色

凱嵐不是她們家唯一會過度擔憂的人，她的父母親好像也是這樣。凱嵐離家唸大學，她的父母還是覺得需要跟她保持密切聯繫。他們會打電話給她，並期望凱嵐每天與他們連絡一至兩次。有時，他們的連繫是為了表達關心與支持，終究凱嵐一個人遠在外地；有時，這些連繫是為了要紓解他們自己日常生活的挑戰和壓力。通常，做父

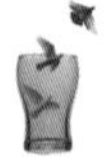

母的如果知道子女很好，會覺得比較有力量。凱嵐在這方面已習得很有技巧地讓父母放心，就算其實她面臨著非常大的困難❸。

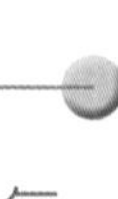

> 每個家庭，無論是大人或小孩，直接或間接，都有其各自互動扮演的角色。這些角色常可以在家族反覆出現的玩笑或彼此互稱的小名中看到。

每個家庭，無論大人或小孩，直接或間接，都有其各自互動扮演的角色。這些角色常可以在家族反覆出現的玩笑或彼此互稱的小名中看到：如「大好人」、「討厭鬼」、「專門闖禍的」、「恐怖的傢伙」、「愛抱怨的」、「什麼都不怕的」、「軟腳的」、「照規矩來的」、「叛逆的傢伙」、「亂七八糟的人」、「大驚小怪的人」、「修復者」、「小氣鬼」、「大方的人」、「自私鬼」、「脆弱的人」、「打不倒的」等。有時，在一個家庭中，一個人會因情境不同而扮演不同的角色；有時是很開心地，有時是充滿怨懟地，有時根本是不自覺地。

這個家庭角色是會演變的，隨著時間、情境改變，如家庭成員變老、外在或內在因素造成的關係改變等，扮演的角色會被修訂或變化。無論如何，依著情境的需要，這些角色會不斷地被強化或內化，不知不覺地配合劇本的需要扮演和演出。

凱嵐有個弟弟，從小就過動，讓父母傷透腦筋。身為性情好、配合度高的長女，凱嵐很自然地被視為「好小孩」，不會吵、願配合，也不需父母親擔心，是個不會帶來麻煩的小孩。從小，凱嵐很自動地扮演著家中沒有問題又成功的孩子角色，父母和她自己都沒有察覺。直到二十歲之前，她都沒出過有什麼大問題[4]。

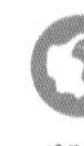 毀滅性的逃避和拒絕面對

甚至在跟我治療的過程當中，凱嵐都會逃避自己的不完美。雖然在解釋過去困擾時，她都可以說得很清楚，但是有關學校現在的情況，她就沒辦法這麼直接清楚的說明。從在我診療室附近大學修課開始的第一學期，她就一直談想要回到以前的大學。她談到與院長的碰面會談，春季回去開始就讀的計劃，而且她相信一定可以有好的成績。

在我們每星期兩次的會談中，我照例的會問她現在學校課業的情形，並看看她正

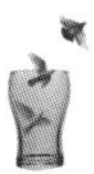

在做的報告。她的報告都寫得不錯，也可以清楚的描述正在上的課程內容、相關閱讀和課堂討論。學期快結束時，她跟我說她的經濟學可能只會拿C，但那不會影響她回以前大學就讀的資格，因為她其他科目的分數都比這科好。

學期結束成績公佈時，凱嵐說她無法看到成績，因為有一個必須要填的健康中心的表格，她沒有繳交。以前我曾有一個案，也發生過這樣的情形，因此我相信了凱嵐的說詞。但很快地，凱嵐說她改變主意，打算在我們附近的那所大學再多讀一個學期。因為，以前那個學校競爭太大，她想要繼續讀一個學期，再跟著我治療更長一段時間。這個計劃改變的理由，聽起來也很合理，所以我也不疑有他。接下來的六個星期，我們討論春季下個學期她將要選的課。她還跟我談到現在正在讀些什麼書，以及後續的計劃。

直到期中考的時候，我才發現有關課業的情形，凱嵐說謊，就像前兩次她對父母親說謊一樣。

春季學期開始後的第六個星期，凱嵐的父母親寫電子郵件告訴我，他們給凱嵐第二學期學費的支票，學校還沒有兌現。我面質凱嵐怎麼回事，在不斷否認一些明顯的事實後，凱嵐才承認她不只經濟學被當掉，歷史也沒有修過，因為有一個報告沒有交。然後春季這學期的課，其實她從第二個星期開始就沒有去上了，先前那幾個星期她跟我談到的課業進展和計劃都是假的，她是依課程進度表編造的。也就是說，直到期中考時，我才發現有關課業的情形，凱嵐說謊，就像前兩次她對父母親說謊一樣。

跟上次一樣，凱嵐羞愧得淚流滿面，她讓自己進退兩難。她說她不知道如何進入狀況修經濟學，也不知如何準備歷史課的報告，她也不知道為何不告訴我要在這兒多讀一個學期，而不回到原先大學的真正理由。她說她自己也覺得困惑，為何沒有去註冊下一學期的課，也不知道為什麼不告訴我和她的父母實情。這一次沒有恐慌症的情形發生，看來抗憂鬱劑氟西汀（Fluoxetine）是有效的。但是，依然，凱嵐沒辦法去上她想要、必須上的課。

為何凱嵐再一次的毀了回以前大學的計劃，一個可能的原因是時間愈接近，她愈害怕又要回到以前那個競爭激烈的環境，而且可能再次失敗；這原因可以解釋為何她沒有充分準備經濟學的考試，和沒有繳交報告而誤了向來拿手的歷史。但這個理由無法解釋她為何不註冊春季開始的這個學期。

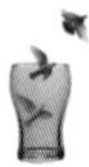

或許有人認為可以心理動力學（psychodynamics）解釋凱嵐這讓人困惑的自毀行為。或許，是因為不同衝突的情緒把她卡到無法動彈；或許，她以不上春季這學期的課來處罰自己再一次沒能如計劃回到前一所學校、讓父母失望？還是她想打破向來扮演「好孩子、沒缺點」的女兒角色？還是，她想逃離被父母和我如此密集的監控？

凱嵐的行為背後可能有一個或多個動機，但凱嵐說當時她並沒有時間想那麼多。她說，春季開學後第二個星期的某一天，她因為跟朋友出城，回程錯過了一班火車，因此趕不上兩堂課，她覺得很糗，不好意思回去上下次的課，更覺得沒臉跟我報告這件事。或許原因真正是如她所說的，但這仍無法解釋為何她沒有把爸媽給她的學費支票拿去給學校的會計。

調校不足的焦慮

以衝突的情緒來推測凱嵐的情況，好像不足以解釋她的焦慮和持續帶來困擾的行為，這樣的推測沒有考慮到焦慮強大的力量，以及對腦內情緒調節所帶來的影響。通常以心理動力學解釋一些讓人不解或困惑的行為時，容易很輕易的將矛頭指向是當事人的錯，而沒有細察因為大腦情緒調節功能不足帶來的問題和嚴重焦慮。

要了解像凱嵐這樣令人困惑的自毀行為，很重要的是，應先了解我們大腦警示和控管情緒閘門的調節機制。人類的大腦有一個機制可以調節所經歷的情緒，如焦慮、挫折、沮喪等，這機制讓我們面對小壓力時會小小的緊張，中壓力時中等的緊張，大壓力時大大的緊張。但有人的這個機制像是有問題的煙霧警報器。

有些人大腦調節情緒的閘門機制，無法有效的分辨嚴重危險的威脅和不太嚴重的小問題。

煙霧警報器（smoke detectors）設計的目的是當建築物著火起煙時，警報器會發出刺耳的聲音警告。有的警報器非常敏感，只要一點點的煙霧，如土司稍微烤焦一點，僅薄薄的一縷煙，它都會叫。有些人大腦調節情緒的閘門機制（gating mechanism），無法有效的分辨嚴重危險的威脅和不太嚴重的小問題。有時只是一些想法，或在沒必要的情況下，就馬上進入不必要的恐慌模式，身體馬上顯現反應，如心跳極速加快、呼吸不過來等，通常這些身體反應是在面臨巨大的衝擊時才會出現。這就是在那個暑期

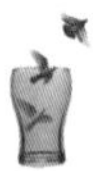

課程開始，凱嵐要走到教室大樓的階梯時，發生在她身上的情況。

當凱嵐沒有走進教室、轉身離開大樓時，她是覺得羞辱和挫折，但同時也覺得焦慮被緩解，若她強迫自己走進去，恐慌就鋪天蓋地而來。有些人在面臨類似的情況時，這樣的逃避行為會被其帶來的結果增強，因為急遽增加的壓力可以馬上被瓦解，因此下次再碰到類似的壓力時，她很可能又會採取同樣的做法。當事人對自己的無法面對害怕、不能接受挑戰，會感覺很糟；但同時她也會感受到壓力的舒緩，至少那一天，她躲掉了一顆會要她命的子彈。

如果大腦那「從上到下」調節焦慮的運作機制是正常的，會允許當事人有足夠的認知空間去思考較合理也務實的因應方法，而不是幾乎阻斷了合理的計劃和思維邏輯。就是這個機制讓我們在面對焦慮和挫折時，可以跟自己說：「冷靜，這沒什麼大不了，我需要想個辦法處理這一團糟的情況。」[5]當凱嵐為了繼續就讀，必須補修課程，站在教室前面的階梯上時，她的這個大腦機制是垮掉的。

對大部分的人而言，大部分的時間，我們調節情緒的閘門機制是正常的。我小的時候，有一次從家中櫥櫃中拿出一組水晶高腳杯，那是我父母親很珍愛的結婚禮物，我把它們排成一排，裝了不同滿度的水，然後拿著餐刀敲打，打出不同的高低音，結果打破了幾個杯子。碰到這樣的情況，很多父母一定想要開口罵人，這個孩子會因而覺得做錯事、有罪惡感；有的父母可能甚至會想把孩子責打一頓；也有很多父母會想到孩子不是故意的，而且小孩子不知道那杯子有多貴，因此會克制住怒氣，不會過度責罵或責打，免得造成孩子心理上長期、負面的傷。

在我們面對壓力源時，這種由上到下的控制系統，可以幫助我們不過度的反應，避免太強烈的害怕、憤怒、羞愧和沮喪。這樣的機制也清出了可能性，讓我們去思考比較務實解決問題的方法，而不是把問題搞得更糟。

但是許多人的這個機制出了問題，尤其是ＡＤＨＤ的患者。當情緒出閘，像瀑布一樣傾瀉而下，淹沒了當事人，以至於無法思考該如何回應，以至於當下出現的恐慌、憤怒和無望，是過度且與情境不合的反應。而且，在那個當下，他無法去想其他與此事相關的感受和事實，就直接衝動的做了讓情況更糟的選擇和決定，造成一發不可收拾或回不了頭的結果，事後更加後悔。

當凱嵐知道她經濟學沒有考過的時候，她感到強烈的焦慮和羞愧。一如在本書前面提到的，好比電腦中毒時，病毒吃掉電腦上的硬碟空間，但這比喻還無法完全說明凱嵐所有的反應和情形。電腦當機還有可能修復，電腦裡的資料或許還有備份，不是完全不可逆的。

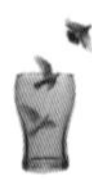

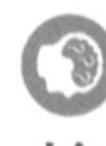

拚命地適應

當凱嵐知道經濟學沒過的時候，那情緒的衝擊像海嘯一樣席捲而來，回到以前的大學看來是無望了，做父母的好女兒是不可能了，人生回不去了。強烈的情緒完全擊垮了她，她無法理性思考還有什麼可能的方法，或有誰可以幫她。

羞愧以及害怕被發現，又一次地讓凱嵐處於癱瘓狀態，她再度使用那不管用的老法子，就是逃避和否認。她告訴自己在被人發現前，一定會想出個辦法來，她發誓無論如何一定會回到以前的學校。然後，帶著這樣的決心，她居然不去付春季學期的學費。因為對她而言，一旦去註冊繳費，就等於逼自己面對正在逃避和否認的事，她將第三次失敗，無法依先前設定的目標完成修課。

凱嵐的經歷是一個例子，讓我們看到強烈的情緒如何阻斷一個人的理性思考，讓一個人完全依想望和害怕去行動，無法理性的評估當時的狀況。真實的情況是，這個失敗的祕密，凱嵐不只想瞞過父母親和治療師，也想瞞過她自己。她依著課程進度表，想像出五門課的修課細節和謊言，假想出一個正在修課的自己，而其實她一門課也沒有修。這個祕密維持了六個星期，她斷了自己回到以前大學的可能，也嚴重損及父母親對她的信任。

凱嵐是一個國際學生，因為她的家不在美國，她必須要有夠好的成績以維持學生簽證的身分。因為沒有註冊修習足夠的學分，影響到她簽證狀態和效期，她必須馬上離開美國，此時再去註冊修她想要修的課也太遲了。凱嵐必須離開美國。在她離開前，我與凱嵐和她的父母談了很久，建議凱嵐修改她的計劃，除了全時間的讀書之外，也可考慮一邊工作一邊修課的可能性。

凱嵐離開美國後，好幾個星期我沒有她的消息。有一天，我接到她和父母的電話，他們好高興凱嵐找到了一個全職的工作。雖然待遇不高，但是一個她非常有興趣的工作。她也與一些老朋友恢復連繫，也跟人有很多互動合作的機會，同時每天有較密切的督導，她的主管加重了她的職責，並將她升職。她晚上開始在社區大學修課，努力拿到大學學歷。這一次，速度沒有那麼快。在凱嵐生命中的這個階段，這樣的安排對她比較好。期望她從此發展出自己的能力，認識自己的焦慮，更發揮出她那讓人印象深刻的潛力。

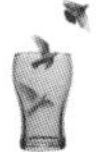

什麼幫助了凱嵐

- **改變環境**：換一個大學全時間修課，繼續第三次的嘗試。
- **會談治療**：聚焦於來自家庭的壓力和羞愧感。
- **藥物治療**：針對ADHD、憂鬱和焦慮（只有部分成功）。
- **心理教育面**：爭取延長考試時間。
- **輔導修訂計劃**：第三次嘗試失敗後，改變目標和計劃，採取非全時的修課方式。
- **開始一個全職的工作**：較結構化的環境，每天有立即的回饋，馬上可以看到結果。
- **暫時先回家**：回到原有的結構性環境，在第三次嘗試失敗之後，重拾穩定。

第四章 馬汀

「我是門薩學會的成員（譯注：Mensa，一個國際高智商的人參加的組織）。但我大學頭兩年，一個學分都沒有通過，那時候我吸太多大麻，沒辦法去上課。現在有幾門課我修得還不錯，因為很有趣且教授教得不錯，但我還是常翹課，也沒辦法開始著手寫報告……。反正我的成績那麼差，努力畢了業也沒什麼用。」

——二十三歲大學生

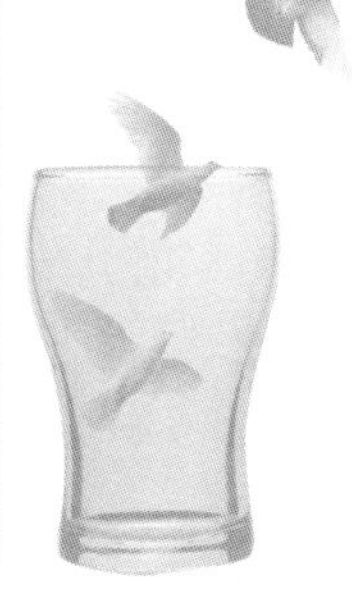

馬汀和父母親第一次一起來找我會談時，我見到一個帥帥的、有點保守的年輕人。那是他上大學第二年的學期中。他的父親強調，從小馬汀在父母和老師眼裡，是

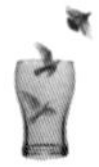

個極端聰明的孩子，但他無法持續專注，又粗心大意，跟同儕相處得不太好。他的父親還記得馬汀小學二年級時，被老師稱為「小學究」，因為問他什麼都知道答案，但卻跟同學們離得遠遠的。

這些年來，馬汀的父母找過不同的醫師和專家幫忙，想要幫助馬汀發揮出他超人的智力。有一位心理諮商師認為馬汀就是固執；另外一位認為馬汀有點「自閉」；父母親問馬汀是不是有注意力缺陷的問題，醫生說這麼聰明的人不會有注意力方面的問題。沒有醫生給過有幫助的建議。

高IQ的ADHD患者的風險

馬汀的父親特別說明之所以來找我的原因，因為馬汀的高智商和他在學業上的表現落差實在太大。其實這是許多高IQ的ADHD患者所面臨的困擾。直到被診斷或治療之前，他們不斷地被提醒他們有多麼的聰明，在眾所期待之下，他們的表現讓人失望。他們不但知道老師和父母的失望，其實對自己也感到失望。

因為落差太大，父母和老師會不斷提醒他們有多麼聰明，以做為鼓勵。但研究顯示，通常這樣的鼓勵並沒有幫助，那就好像鼓勵一個已經很努力的孩子，只要再繼續努力，成績一定會改善。研究顯示，他們不同的腦波模式與腦內較少的動機回饋是天生的，不會因為聰明、再努力或多學一點就可以改善的。研究結果顯示，如果一個學生認為一個人的聰明是不會改變的，又總是沒有好的成果，比較容易覺得挫折，而認為自己的聰明其實不足以應付；相反地，如果認為聰明的展現，是可以因努力而改變的，在遇到挫折或負面回饋時，會較持續地努力改進[1]。

高智商的人被認為不會有注意力缺陷過動症的問題，是可以理解的。耶魯大學（Yale）及其他的研究團隊都曾發表研究結果顯示，即使是高智商的人，就算在某些特別的領域可以專注並表現傑出，仍然會受此症所苦。ＡＤＨＤ與智商無關，從資優到智障，都可能患有此症[2]。

許多醫生和教育工作者還不了解這一點，他們認為智商高，就可以克服這方面的問題。他們不了解即使一個很聰明的學生，可以在某些領域、活動或標準測驗維持專注，仍可能在日常生活或很重要的某些方面，深受此症所苦。他們遇到的困難仍與大腦生化動力有關（chemical dynamics），不是單純的覺得無趣或沒有意志力[3]。

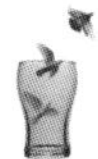

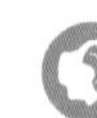

逃避社會接觸

馬汀小學的成績很好，雖然仍不符父母期待。除了在教室，他很少與人接觸，也不參加任何社團或體育活動。在家，馬汀跟家人也不會親密的互動，大部分的時間都是一個人看書、看電視或上電腦。

多年來，馬汀的父母親不只在乎他的成績與其智商落差太大，也擔心他缺乏與人交往的同儕關係，他從不參加任何活動或社團。他們家附近有一個公園，許多孩子都會去那兒玩，但馬汀從不出門去跟其他小朋友玩。馬汀不但拒絕參加活動，且常抱怨在學校大家會嘲笑他。他的父母認為或許同學們嫉妒馬汀早熟的認知能力，但他們擔心馬汀的無法與同儕互動會不會是因為他某方面的能力有問題。有位醫師認為馬汀有點自閉，這讓他們擔心。

但是經過最初幾次面談，我完全看不到馬汀自閉。他可能有些死板，說話有點太正式，但有目光的接觸，而且真的有在互動。他有時略顯滑稽，但也有機智的幽默和反諷，雖然還有點他小學二年級老師所謂的「小學究」的味道，也或許有時對別人的感覺沒那麼敏感。

馬汀獨來獨往，自己住一間單身公寓，也不太跟住在同棟的學生來往。他承認吸大麻，覺得羞愧，因此不常離開住處去上課或與人互動。

馬汀的父母在他十二歲時，送他到寄宿學校讀書，期望較有結構、照表操課的生活，可以幫助改善他的課業成績以及與人互動的能力。剛開始時，馬汀很害羞，覺得不舒服。那時他的身型比同年齡的孩子略顯小，同學們常嘲笑、霸凌他。幾個月之後，他和同寢室的伙伴們多了一點互動，但在情緒方面曾經受傷，他不願意進一步交好朋友。老師們在報告上紀錄他非常聰明，但是很不專心，學業表現非常不穩定，常遲交報告和作業。然而，因學習環境非常結構化，他仍以優異成績完成學業，順利進入一個很好的大學。

初步評估

我和馬汀及其父母開始會談，為了大學課業的問題，他們都覺得很挫折。他的成績很差，主要是因為缺課太多、沒繳報告和作業。這所大學沒有宿舍和餐廳，學生需

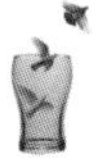

要在附近自理食宿。馬汀獨來獨往，自己住一間單身公寓，不太跟住在同棟的學生來往。他承認吸大麻，覺得羞愧，因此不常離開住處去上課或與人互動。

經過整體評估後，確認馬汀非常聰明，IQ屬最頂端的人口比例前百分之三。他是個有幽默感的人，對時事有廣泛了解，他說自己是新聞迷，會追蹤時事，經由報章、廣播、電視或網路。他知道自己這樣下去，是永遠拿不到大學學歷的。同時，他說他不覺得孤單，自己很獨立，不需要倚賴別人，可以靠自己解決問題。

第一次會談結束時，我鼓勵馬汀減少或戒斷使用大麻。長期的使用大麻，讓他不覺得孤單，也可以不去感覺因課業帶來的無望和羞愧感，但也讓他沒有面對解決學校和社會人際關係的問題，因而沒有建設性的動力。

評估的結果也證實他自己和父母親一直懷疑的，他是嚴重的注意力缺陷患者（ADD），非過動型。我建議他開始ADHD藥物治療，並盡快停止使用大麻。我跟他解釋對重度使用大麻的人，ADHD藥物治療是沒有效的。他的大學離我的診療所很遠，我建議他在當地找治療師，開始ADHD的療程，解決對大麻的依賴和社會互動問題。

馬汀說他願意嘗試藥物治療，也有決心停止大麻；但他對改善、不逃避與人的互動沒那麼樂觀，也對找到動機離開公寓去上課和完成功課，沒有信心。雖然面對重重問題，馬汀強調他想回去大學，並自己面對處理這些問題。面對這樣一個多重的困境，他堅定地表示面對問題的決心，確實異乎尋常。

馬汀說他會以電子郵件與我保持聯繫，但一直到學期結束，我都沒有接到他的來信。直到有一天，他來信說：「我垮了！」並說明他並沒有依我的建議展開治療，也沒有停止大麻，然後整個學期一個學分都沒有通過。他問可不可以再次來找我會談。我們達成協議，他必須搬到我居住的紐哈芬市（譯注：New Heaven，為美國康涅狄格州的第二大城），在附近社區大學暑期修課，同時進行密集的療程，對他自己的問題要有清楚的認知，並展開長期的治療計劃。

新環境新開始

馬汀到的時候，不想談太多他的感受。我們展開療程後的有一天，他提到最喜歡的一首歌，妮娜席夢（Nina Simone）的「一無所有／命一條（*Ain't Got No, I Got Life*）」歌詞中寫道：「沒有朋友，也沒有上學……沒有了愛，也沒有名字……我活著

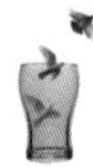

為什麼？」歌曲最後：「我有大腦……我已擁有人生……沒有人可以拿走。」這首歌好像描述他很難說出的感覺、挫敗和失去，也表達他想要撐下去、讓事情更好的決心。

暑期的課程，馬汀修得非常好。他停止了大麻，每堂課都去上，每天跟我見面。他與其他暑修的學生一起住在宿舍，交了一些朋友，有時一起吃飯或出去。有天晚上他從外面打電話給我，說他剛離開俱樂部，在那兒跟朋友喝啤酒。後來朋友們開始跳舞，他不會跳；因害怕被逼著去跳舞，所以他逃離了現場。但在我的鼓勵下，他回去了俱樂部，他跟他們說因為腳受傷，不能跳舞。第二天，他自己主動到學校體育館報名了舞蹈課。顯然地，他想要多跟同學們自在的互動。後來，他說：「剛到這裡的時候，我跟個白癡一樣，我花了很長的時間去克服。」

在這新的情境中，他不碰大麻，天天與我碰面，開始ＡＤＨＤ的藥物治療。馬汀展現了強烈的動機，想要改變他的人生，這是他以前做不到的。

兩個月的暑期課程結束，馬汀、他的父母和我都同意搬他到紐哈芬市來住。他在社區大學正式全時間修課，繼續密集的治療，包括注意力缺陷、社交和情緒問題，並在此拿到大學學位。

有關馬汀注意力方面的問題，馬汀開始服用長效緩釋型的中樞神經興奮劑（methylphenidate），但因效果有限，我們改用另一種長效型的神經興奮劑（amphetamine），此藥的效果較好，但劑量需比一般的最大用量稍大一點點。馬汀的身體對藥物的反應不是很敏感，好像很快就代謝完了。最後，他需要早上開始的時候，先服用快速釋放劑型的最大用量，然後再服長效型的；為了應付晚上的功課或活動，還需要在傍晚時補服快速釋出型的。使用神經興奮劑的劑量，不能單純以年紀和身高來決定，還要視個別體質對不同藥物的敏感度。

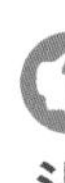 過多的隱私和害怕依賴的掙扎

開始在社區大學全時間修課後，馬汀一些長期的問題開始浮現。就我個人而言，與馬汀一起形成一個有效的心理治療和工作同盟是挫折、緩慢而困難的。除了剛開始的時候，有時會有突然出現的坦率，但基本上他是非常個人的，不願意分享日常生活的事情和情緒。有一天，他笑笑地說：「我是個很重視隱私的人，重視到連這件事都不太讓人知道。我隱藏自己，但我不希望別人看得出來我在隱藏。」

馬汀偶而願意放下自信的假象，遊走在傲慢的邊界，分享他內在的掙扎，特別是

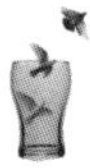

焦慮和丟臉的感覺。曾經他如此傾訴：「我真正的內在是非常脆弱的，但我不會表現出來。」他不會詳細描述，而且速度很快，他的坦率之門會馬上關閉；然後，第二天早上，他說昨晚不知為何吐了幾次。

當馬汀說到自己的脆弱時，並沒有想到自己高大的身軀。他長得高大、強壯，身型很好。他講的脆弱，是指內在的力量，那面對挫折和失敗時，一個人需要的、很根本的信心和盼望。不同的研究顯示，許多人對自己能力的感覺和信心其實都是很脆弱的，隨時都可被動搖和碎落一地，例如面對失敗，或老師、父母和同學令人沮喪的看法。而且，有些學生特別容易受傷和有包袱，如特別聰明的或讓人有刻板印象的學生（如過動兒），也常因此表現得不如別人期待中的成功[4]。馬汀自己可能沒有察覺到，在很多方面，他以逃避做為因應的方法。

在我們治療的那幾年當中，馬汀很小心，他不願意分享有關他個人的事情，就算偶有自我揭露，也都是些簡單的事件。那些有連結的時刻，默默地、慢慢地增加，建立了我們之間的關係。我也慢慢知道，在馬汀過去的生命當中，從來沒有這樣持續的關係以及日常生活感受的分享。與我這樣持續密切的關係，對他而言，是前所未有的經驗和挑戰，也是自他幼年起，在家庭生活中慣有的孤癖之外，一個不見得受歡迎的機會。

完美主義和不善規劃的包袱

跟暑修不一樣，現在馬汀共修了五門課。馬汀很不情願的告訴我，因為花太多時間準備其中兩個科目的功課，另外三科的進度是落後的。我要求看他每堂課的筆記。那兩門課的筆記，馬汀寫得極為詳盡完美，每次上課都有完整的筆記，再整齊打字為同樣的格式。在規定閱讀的教科書相關章節，他不只工整的以固定格式做筆記，還畫下網路上找的資料圖表。他的筆記詳盡完整的程度，都可以再出一本教科書了。但是另外三科的筆記，相對而言，就顯得片斷、沒什麼深度了。

我問馬汀為何落差這麼大？他聳聳肩：「如果不能按照格式、很小心完整的做好，我就乾脆不做，要做就要做成那樣。」他解釋有時在課堂上，因為拼錯一個字，或者寫出了格線，他就會想撕掉那一頁，全部重新再整理一次。他描述了幾種不同的方法，都是為了要保持相似的精準度。他說到每年聖誕節的事，自己都笑了。他每年都要把家人的聖誕禮物排在聖誕樹下圍一個圈，每一個人該收到的禮物要放在一起，所

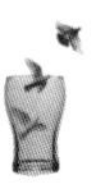

有禮物要間隔相同的距離。他還描述他如何強迫地每個星期都要大掃除，以及如何清掃他的單人公寓。他邊笑邊宣告：「我猜我有一點強迫症（OCD, Obsessive-Compulsive Disorder）」❺。

一個星期兩次，我們會一起看他的學校功課。過程中，馬汀說他知道自己作業的進度和時間分配不夠好。藥物治療顯然對他上課專心和作業準備是有幫助的，但好像還不足以幫助他拿捏事情的重要順序。他常花太多時間在有興趣的功課上，而留給其他重要或快到期功課的時間不夠。他不斷地宣稱要跟著行事曆和該辦事項去做，但最後都發現很難靠一己之力完成。當我想幫忙把事情理出個輕重緩急，他懊惱地表示他應該要學會自己處理這些事。

不佳的社會敏感度和沒有察覺的情緒

除了課業上面臨的困難，馬汀在人際關係上一樣有困境。他在我診間附近租屋居住，沒有住學校宿舍。第一年，他很少在課後或晚上跟同學出去，大部分的時間都是獨處。這個社區大學跟他有過互動的人，都覺得他很聰明但有點驕傲，讓人有疏離感。他對稍稍閒聊或只是讓人覺得舒服一點的對話，都顯得不耐煩。他常在別人還沒講完一個句子或說到一半時，就回說：「我知道。」他會諷刺人，也會開些有點機智但具攻擊性的玩笑。

當他的話或行為讓人不舒服，甚至傷人的時候，馬汀自己好像是沒有察覺的。他會答應別人回電，但後來並沒有；也會答應參加一個工作小組，但後來完全沒有出現。有時候可能是單純的忘記了，那是ＡＤＨＤ患者常有的問題；但有時是因為不在乎別人的感受。

有件事很不幸地發生了。馬汀認識了一位教授，並對其專業非常有興趣。與這位教授談過幾次話後，馬汀表示有意願擔任這位教授的研究助理。他真的得到了這個機會，也完成了訓練，然後研究計劃即將展開。

當我問到此計劃時，馬汀沒說什麼。幾個星期後，我很訝異地聽他說他不再參與那個計劃，且避著那位教授好幾個星期了。我們花了點時間討論這件事，在這樣毫無預警和通知的情況下，他就不參與此計劃，對該教授和其他成員可能會造成的影響；我們也討論了有沒有什麼方法可以修補與那位教授的關係，但馬汀覺得太糗了，永遠沒辦法再跟那位教授說話了。

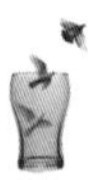

馬汀與家人的相處，也是同樣地逃避接觸。他很少談到家人，也很少主動與他們聯絡。偶而，他的父母會打電話給他，但他話不多，有時他會直接讓他們的電話進到語音信箱，當做他不在。他很少浮現心底對他們的關心。當他知道妹妹的學校課業出狀況時，他很痛苦的常打電話給妹妹。當他得知祖母摔倒並更為失智的時候，難得地看到他很難過，當下甚至說不出話來。再接下來的幾天，他談到一些從前與祖母愉快的相處時光。

這些例子加強了我的看法，雖然馬汀好像不太會有情緒，也不太會表達，但他不是沒有與他人有連結的能力；雖然他常遲到，或沒有知會就沒出現，或不想談太多，想趕快結束走人，但他確實在有些會談中，非常地投入，而且有很豐富的討論結果。看來，馬汀只能接受跟人之間有限的社交和情感接觸，且多是逃避的。他的談話偏向事實陳述、抽象和非個人的，神祕地將其個人生活和隱私掩蓋起來。他說他們家的作風向來如此。

我們開始會談幾個星期後，我請馬汀讀一本有關情緒智商的書，然後與我討論。其中有一個章節談到運用同理心和行為的重要性，馬汀說：「這是我的人生當中從來沒有學過的面向，也是我不在行的一部分。」顯然地，他對這個領域是有興趣的，但他不知道一致地、持續地內省和自我揭露是不容易的。

又過了好多個月，我們討論到為何他如此注重個人日常生活的隱私和情緒。馬汀說他的父親只有幾個朋友，除了挫折、煩惱之外，很少看到父親對妻子或兒女表現出其他情感或情緒。他說他相信父親深愛著家人，但父親對他的關心，好像總是以批評和要求遵守家庭常規呈現。馬汀因應的方式是激烈的和父親辯論政治和新聞相關議題，而有關學校或日常生活的細節，則是讓父親知道愈少愈好。這小心翼翼發展出來的策略，幫助了馬汀減少受父親批評或羞辱的可能。

馬汀如此的對我和幾乎所有人隱藏自己的生活細節，尤其是脆弱的部分，再次印證了早期的家族關係是如何地影響一個人後來的人生。研究人與人之間情緒依附的專家約翰波比（John Bowlby）描述，一個人經由兒時和成年的經驗，如何發展出希望別人怎麼看待自己。通常，這樣的期待會持續多年，不會改變；通常，人們會帶著這些老的假設和期待與新的朋友、老師、約會對象或伴侶互動，而常與現況脫節[6]。這情形不僅會帶來自我應驗的預言，還會嚴重影響新關係的發展，就好比用一個附近的老地圖導航，去找一個新天地。

像馬汀這樣的年輕人，因為與同儕的互動少，很容易卡在自幼養成的與人互動

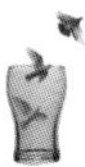

模式或角色當中，甚至會更惡化。從小時候到長大過程中交友的經驗有一個重要的功能，可幫助我們跟別人或他們的家庭比較。到朋友家玩，看他們與父母或兄弟姐妹的互動，觀察他們如何爭吵，如何表現情感，如何跟朋友和人說話，什麼事是不被允許的，什麼事可以就讓它過去，聽朋友對我們和我們家庭的看法……這些互動的經驗可以幫助我們打開眼睛，因為父母不是我們唯一互動的人，父母的觀點也不是唯一的觀點。這些經驗可以持續擴展我們的視野和觀點，重新檢視自己或父母，或修正一些扭曲，或看到在親密關係中可以有不同的選擇，或許還有其他看待問題的角度和因應方式❼。

馬汀在其成長過程中，沒有這樣與好友互動的經驗，因此他自幼到青春期在家庭中養成的與人互動的習慣、模式與期待，沒有什麼改變。在與我和其他人的互動中，馬汀保持一貫的自我防衛和疏離，就像與其父親的互動一樣，以避免被羞辱。

在紐西蘭的一項研究結果顯示了同儕關係的重要。研究人員追蹤研究上千個孩子，長達九年。研究結果顯示，兒童期與同儕相處有問題的孩子，比起其他同儕關係較好的孩子，其學校生活和職場生涯顯著地較不成功。他們研究了九歲被同儕排斥的孩子，通常在學校表現較差、較有攻擊性、社交技巧也較不成熟。其中最差的百分之十的孩子，後來成為中輟生或無業的機率是其他孩子的五倍[8]。

這種自我延續有問題的社交關係模式是可以被修正的，然而要改變這樣根深蒂固行為模式，需要長時間、密集地與專業治療人員互動，要讓被卡住的當事人學習看見現在和以前已不一樣，是一件不容易的事。

固定的情緒模式與逃避行為

馬汀還有一種極端的逃避行為模式，他會在連續幾個動作之後，進入「冬眠」：把自己關在租屋處，手機和電話關機，睡一天或好幾天，不去上課也不做功課。好幾次這樣的情形發生，我得到他住的公寓去找他。在這種時候、這些行為之下，他的情緒是極端的沮喪、昏沉和易怒的。

一開始，馬汀堅持他的冬眠來去無蹤，沒有特別的理由，也沒有什麼特別不舒服的事情發生；但這些情緒的來襲，常伴隨著一些現象，如緊咬牙關、噁心、想吐和非常的疲累。後來，他很清楚地看到這樣的時候，隱藏著的情緒是焦慮、完全的沮喪、壓力和羞愧。例如：有一次他未準備好一個重要科目的指定閱讀，或者一個報告繳交

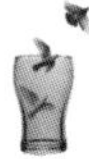

期限快到了，但他根本還沒開始準備，那時，他突然意識到不可能拿到好的成績了。

慢慢地，馬汀認識到自己長期憂鬱和退縮的模式，尤其面對預期中的壓力、即將到來被自己搞砸的後果、或者會帶來嚴重情緒的事情。不過，他總是笑笑的說：「那只是你們的心理學理論。」要他面對自己的脆弱、害怕和失敗是不容易的。

改變使用大麻行為和增加社會互動

在新的大學讀了一年以後，夏天到來，馬汀結交了幾個讓他覺得舒服的新朋友。他們也是吸食大麻或其他毒品的學生；有的一天吸好幾次。從開始跟他們交往以後，他又恢復了固定吸大麻。表面上看來，他是恢復了在先前大學那過度吸大麻的習慣。

如此的吸食大麻確實會影響他的課業，但有很重要的一點跟以前不一樣：他現在是在與人互動的時候，跟別人一起吸。他開始跟同儕出去，吸大麻可以幫助他放鬆，他較可以享受和朋友聊天和開玩笑，聽他們聊聊過去、談談現在，偶而也分享一下他自己的事。同時，他也開始跟女孩子約會，這輩子第一次。他開始跟一些年紀相仿、較成熟、並感覺還不錯的人來往。當他和一個女孩對外宣佈「兩個人在交往」時，他跟我說：「這對我的自尊心很重要。」

雖然再度使用大麻對馬汀的社交生活有幫助，但確實讓他的學業付上了代價。最大的問題是大麻降低了太多他的焦慮，讓他對一些該擔心的事沒有感覺，他不覺得正常去上課和完成作業有那麼重要了。當我問他這樣過度吸食的問題要如何解決時，一開始他辯解說那對他的課業沒有影響，但當固定檢視他的考試成績、指定閱讀及報告準備繳交的情形以及他那無感的態度，他承認如果這樣下去，會無法完成大學學業，也拿不到學歷，他馬上同意要再減少大麻的使用。然而，他發現沒有那麼容易。

許多相關的研究顯示，雖然大麻可以降低焦慮，但長期使用大麻，尤其是一周使用數次或更頻繁的人，會產生缺乏動機症候群（amotivational syndrome），就是面對需要謹慎、戰戰兢兢面對的事，以無感的「那又怎樣……」帶過，因而沒有好好的努力、達到先前的承諾，最後帶來失敗。大麻阻斷保持動機和努力應有的情緒，這樣的影響和結果不斷地出現在長期使用大麻者的自我報告中，針對青少年和成年人的實驗室研究結果也相同。更甚者，即使停止使用大麻一個月或更久以上，曾長期使用大麻的人在注意力、處理速度、工作記憶和其他執行功能方面，會有些微持續的缺損[9]。

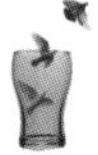

> 使用高劑量的 THC ，大麻中的主要成分，會造成認知方面較大的損傷。

有一點需要說明的是，不是所有大麻的吸食都會帶來認知功能方面一樣的損傷，使用高劑量的 THC（tetrahydrocannabinol 四氫大麻酚），大麻中的主要成分，會造成認知方面較大的損傷；也就是說，傷害的程度與使用大麻的程度有關。有一個比較大量規律和中度使用大麻者的功能研究，結果顯示用量較小的其功能損傷較小。大麻（THC）重度使用者，在做決定、認知運動功能或協調功能方面（如開車）顯著有較高的風險[10]。

像馬汀這樣過動症的患者，已有執行功能方面的缺損，再加上長期的吸食大麻，不只會加重他的症狀，也會降低ＡＤＨＤ藥物的效果。

馬汀了解他的再次經常使用大麻，就算不是每天都吸，正在加重他ＡＤＨＤ的問題，更進一步影響他的學業。但是，他也發現要戒斷很不容易。大麻降低了壓力帶來的情緒，大幅度的幫助他放鬆，尤其在面對較無結構性的情境，如跟別人出去，害羞的他該說什麼或該做什麼的時候。他容易懷疑剛做的或說的話是否恰當，因為想要把事情都做到完美，還有長期以來的困窘和羞愧感。只要有一、兩天沒有吸大麻，那些不舒服的感覺會更強烈的回來，讓他變得更情緒化和容易生氣，然後他就會更想吸大麻。

從另一個角度來看，可以說大麻對馬汀是有功能的，尤其他剛開始跟我治療的那幾年，特別是在他最糟的那段時間，如交報告或考試的前一晚，他會大吸大麻。剛開始當我問他這一點時，他否認這些事情有相關；後來，我們彼此都明白他以這個方式讓自己「半殘」，然後對自己和別人說：「那個考試，我原本可以考得很好（或那個報告我原本可以寫得很好），如果不是那幾天我大麻吸得太多了。」這是馬汀面對挑戰以及害怕無法否認的失敗時，他保護自尊的方法[11]。

漸漸地，馬汀開始深思如此重度地吸大麻對他的學業帶來的嚴重負面影響。他開始確實記錄每次的吸食，並嘗試減少用量。他參加上癮者自助團體，並定期做尿液檢測。有時，好像吸食的情況有改善，有時還是會吸過頭，對學業帶來負面衝擊。他很難停止這種情形的反覆出現，主要不是因為享受喜歡大麻，而是因為不知如何面對處理莫名的焦慮和不舒服的情緒。

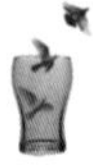

幾年下來，馬汀大學的成績很不平均，有些重要或教授教得特別好的科目，他表現得很好，成績都是A或B；有些科目就算他不是真的很有興趣，但因為夠聰明，就算沒有小心，好好的準備也能拿高分；但有些科目，他交不出重要的作業或報告或缺課太多，以至於被當掉或只好退選。雖然表現這麼不一致，他的平均分數都沒有低於C，所以還能繼續在大學讀書，但這分數表現遠低於他真正的潛能。

大三開始，他和朋友們，有男有女，合租一個房子，他有機會親眼看到每個人面對失敗挫折的方式不一，有時也會有人學業上失敗，無論是挫折或開心的事，大家日常互相分享。他看到有人持續努力讀書；有人總是搞砸；有人盡責的維持租處整潔，也有人總是把該做的事和該出的錢留給別人去處理；有人會讓大家心情變好，也有人總是拖累別人。

這些生活日常，幫助馬汀學習了解別人是如何面對處理各種不同的壓力，如與男（女）朋友分手，如何與教授相處，如何處理錢的問題，如何與家人互動等。他也找到方法面對室友給他好的或不好的回饋。這些對馬汀而言，都是很有價值的學習，他從小到青春期，都沒有機會近身看到同儕們如何承擔面對生活中的責任和壓力。

同時，馬汀慢慢成為朋友的支持者和帶領者。如和房東之間有問題時，馬汀會整合大家的意見去跟房東溝通協調。當有室友精神方面有問題、用藥過度時，馬汀會跟他談，並與其家人連絡協助安排治療。當一個室友被男朋友甩了、嚴重憂鬱的時候，那幾個星期馬汀花了好多時間跟她談，陪伴她渡過失戀。

雖然與朋友們一起住有這麼多好處，馬汀仍有一些困難要克服。室友當中也有人吸大麻或其他毒品，雖然馬汀自己控制得不是很好，但並沒有再重度的吸食。有些時候，一切都在他掌控之下，但也有失控影響成績的時候。雖然平均成績都在C以上，但他有兩科主修必修的科目未通過。

失去的機會和新的態度

大學四年級時，馬汀了解並面對平均成績雖然維持在C，不足以讓他大學畢業這個事實。有兩科他這個主修一定要修的課沒有通過，他得再唸一年。就是在這個時候，馬汀很沮喪，說了本章一開始那段哀嘆的話：「因為成績不好，我得花七年才能拿到大學學歷，就算畢業有什麼用。」因為沒有做到該做的，他懷疑父母親會願意再幫他付兩年的學費。他痛苦的說：「這些年來，他們給了我許多次機會，從寄宿學校到

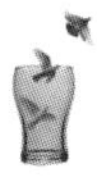

以前那所大學，後來到這裡的這所大學，我搞砸了這麼多機會，沒有好好利用他們所給我的。」他感覺沮喪、罪惡感，想要放棄大學學歷，但舉棋不定了幾個星期後，他發誓要堅持到最後，去做一切他需要做的。

大學的最後一年，在好幾個方面，對馬汀而言非常重要。他搬離了合租的房子，避免跟吸毒無度的人共處。他搬去與一個朋友做室友，他確定那個人不會誘發他吸大麻；他每天去健身房，以保持身體狀況以及抒發壓力。同時，他與一位大學畢業有穩定上班工作的女孩交往，關係穩定。他認為她不但敬業認真，還計劃繼續讀書，也懂得享受人生。

因認知到大學學歷的價值，也感恩有機會繼續讀書，馬汀認真負責的上每一堂課。他謹慎的注意自己的出席率，和每一個報告的繳交時間。他雖沒有突然之間改掉了所有的壞習慣，如臨時抱佛腳準備報告和考試，但他和其他同年齡的學生一樣，發展出一套自己因應的方法，成績進步許多，與他潛能的落差小多了。

要確定馬汀能在多方面大幅改善的原因，並不容易。經過了大學讀七年，期間包括五年的治療，馬汀好像突然長大了，趕上了曾經落後的成熟。馬汀自己把這一切歸功於與女朋友持續的交往和進展，她是一位值得他尊敬、很想親近的女孩，他想學習她敬業的工作態度。這段交往給了他發展在情緒和身體上親密關係的機會，他不但從這關係當中得到滿足和滋養，建立自尊，也在成年與人互動的能力上有所進步。在和女朋友及她的家人互動中，他看到了不同的家庭模式，也學會適應和不同的家庭成員以不同的方式互動。

無庸置疑地，還有其他原因帶來馬汀的成長。有幾位教授在給他壓力的同時，也很有效的支持、肯定和啟發他。他父母親的耐心和願意不斷資助他的學費和治療，也是重要的因素，那不只是經濟上的幫助，更是對他不易被看到的潛能具體肯定和信任。我個人認為，我和他一起走過這五年，對他也有幫助。

一個針對兩百個以上ADHD孩童的研究顯示，患童腦部網絡的成熟，較其他孩子延遲了二至五年。

另一個原因，可能與腦部的發展有關。有一個研究反覆比對五到二十歲，

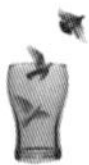

ADHD患童與非患童的腦部影像，研究結果顯示，ADHD患童腦部發展成熟比同年齡的孩子約慢了二至五年。這方面的晚熟不是指整個腦部的發育，而是特別有關控制認知處理與規劃功能方面。馬汀可能就是在腦部控制處理功能方面比同儕晚了五年，其功能才較成熟的發展出來。有趣的是，馬汀的父親表示，他自己也大約是在馬汀這個年紀，從一個「懦弱懶惰」的學生，變成一個「堅強用功」的學生。

馬汀畢業時，雖然在敬業態度、工作效率和情緒的自我覺察，以及與人互動的敏感度上，都還有進步的空間，但不爭的是，這五年來，他在這每一方面都有極大的翻轉。大學畢業後，他繼續讀碩士班，成績優異，且在規定的兩年時間之內順利拿到碩士學位。

什麼幫助了馬汀

- **改變環境**：繼續全時間讀大學，同時進行密集的心理治療療程。
- **從節制吸食大麻開始，到降低傷害和減低上癮。**
- **密集的會談治療**，處理面對失敗的羞愧感、防衛式的自我嘲諷、不承認上癮、逃避社會互動、不善規劃和過度的完美主義。
- **慢慢發展友誼**，與不同性別的同學住在一起，一起生活。
- **調整藥物治療**，處理對神經興奮劑極度不敏感的問題。
- **面對課業的失敗和挫折，仍然監控和支持其學業**。

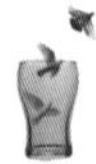

第五章 莎拉

「我結婚二十五年了，有兩個很棒的孩子，也有一份很好的工作：記者。但我最近被解雇了，因為我沒辦法排出工作事項的先後順序，趕不上進度。更年期以後，我常無法按部就班的執行和完成工作，以前我在這方面本來就不是很好，最近愈來愈糟。」

——五十歲家庭主婦和母親

莎拉以前從來不曾被解雇。大學畢業後，她在一個週報擔任專職撰稿人，晚上為一個地方性電台寫稿。後來，她到一個有名的日報擔任記者，因她的新聞和專題報

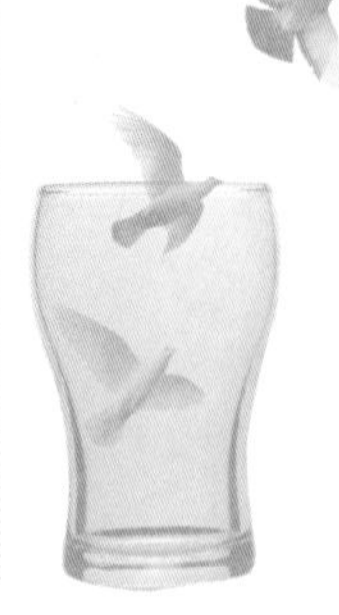

導，莎拉被認為是個有天分和有生產力的記者。這樣的情況持續了十年，直到她的先生被調到另一州擔任主管的工作。就在搬家移居之後，莎拉懷了第一個孩子，因而決定不工作，在家成為全職的家庭主婦。那是她非常享受的生活方式。

接下來的二十年，莎拉養育孩子的同時，在教會和社區活動中都扮演領袖的角色，相當活躍。當老二上高中以後，莎拉決定恢復全職上班的工作，也協助負擔兩個孩子的大學學費。很快地，她在一個週報找到撰稿人的工作，她對可以再回到職場做記者懷抱熱切的期待；然而，離開職場二十年，她發現這工作比以前在日報時不容易。一整天，一直打進來的電話，不停地打斷她的工作。她無法列出工作事項的先後順序，也無法有效的運用時間。她常無法在截稿時交稿，因此引來編輯嚴厲的批評，覺得挫折又羞辱。莎拉開始有偏頭痛，三個月後，她辭職了，雖然家人在情緒上都很支持她，但莎拉無法承受這工作帶來的壓力，堅持辭去工作。

莎拉擔心再做類似記者的工作，會碰到同樣的情況，因此她報名社區大學有關助理律師的課程。因為她的認真讀書和優秀的寫作能力，她修課成績優良，拿到GPA 4.0（譯注：Grade Point Average成績平均績點，4.0為最高滿分）。考過執業資格考試後，莎拉在附近的一個律師事務所擔任律師助理的工作。雖然她的修課成績非常

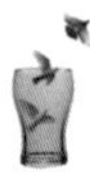

好，但新工作的要求愈來愈多，她逐漸覺得焦慮和被工作淹沒。她犯了許多錯，每個錯誤都讓她更焦慮，害怕犯更多錯。她的老闆，也就是那位律師，對莎拉的缺乏時間管理以及無法及時完成工作，抱怨連連。三個月後，他辭退了莎拉。他說她沒有組織條理又健忘，她緩慢的工作效率不適任於一個業務繁忙的律師事務所。兩個星期後，她來到我的診間，進行第一次的諮商。

一開始，莎拉就跟我說她前一晚幾乎沒睡，因為非常擔心與我諮商後的可能結果：「我期望你能發現我患有注意力缺陷過動症，因為如果不是的話，我應該是罹患了早發性阿茲海默症，那就更恐怖了。」

莎拉談到回到職場之後，無法完成那些比二十年前還簡單的工作，她以前都可以做得非常出色，現在覺得難堪又丟臉：「我要花很久的時間，才能開始工作，容易分心，幾乎每一步都會分心去做別的事。我總覺得在滅火，好不容易控制住了一個，又有兩三個火光冒出。如果我沒有把老闆交待我的事趕快寫下來，我會完全忘記，我沒辦法在心裡排出事情的先後順序。我沒那麼老，才剛滿五十歲，但我的腦子有洞，記不住事情。」

聽莎拉描述她的狀況，確實不像是一般的老化。她的健康狀況很好，看來很有活力，還可以種花、種蔬菜，每年都定期做園裡的事。她一個星期慢跑二至三次，每次幾公里，她大量的閱讀，也很享受跟一群朋友相聚。但是她注意到過去這幾年，她對這些事情的熱情逐漸減少。雖然她還是會要求自己去做，但總覺愈來愈沮喪。

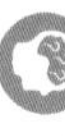到中年才浮現的類ＡＤＨＤ症狀

為了解莎拉年輕時，是否曾與ＡＤＨＤ奮鬥過，我問她以前在學校的情況。她說高中念得還不錯，平均成績都在Ｂ以上，也順利完成了幾個實習計劃。高中畢業後，就讀於一所很好的文理學院（liberal arts college），計劃日後學醫。在與幾個數學和科學相關科目奮戰過後，改而選擇自己很有興趣的寫作和閱讀有關的科系。在學校的時候，她因對校園報紙和文學雜誌的貢獻和表現而嶄露頭角，這些經歷也都為她畢業後在報社擔任記者鋪路。整個求學過程中，沒有老師曾表示莎拉在專注力或組織能力方面有問題，也不曾因有這些問題而未完成功課。

我為莎拉評估她現在的功能，發現她在幾個重要執行功能方面都有缺損，而這些都與ＡＤＨＤ有關：

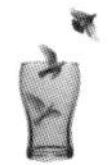

- 她不容易開始一項工作，除非那件事情變得很緊急。
- 只要她沒有興趣的事，她無法持續專注太久。
- 她無法分出事情的輕重緩急，常花太多時間在不重要的事情上，逃避了更重要的責任。
- 她常被卡在一個工作項目上，無法離手去做另一件需要她去注意處理的事。
- 如果那是一件無法馬上完成的事，她很難繼續維持專注。
- 她說自己對以前的某些事記得超清楚，但在當下把近期發生的事情記住的能力很差。
- 過去這幾年來，有些很熟的名字會記不起來，或者想要表達一個想法，但就是想不起來那個字。

了解這些情況後，我請莎拉做一個測試成人ＡＤＨＤ的量表❶，有四十個項目。量表的結果分數從零至一百二十，五十以上即顯示填表人非常可能患有ＡＤＨＤ。莎拉施測的結果是九十三。如同她先前提到的，她在多項典型與過動症患者相關的執行功能方面都有困難。

我也請莎拉做一個語文工作記憶（verbal working memory）的標準測試。在過程中，我唸兩個短故事，各包含二十五個字串（幾個字的組合，傳達一個明確的事實或行為）。兩個故事唸完，我請莎拉複述給我聽，跟原來故事愈逐字相近愈好。二十分鐘後，沒有重唸故事，我請她再複述一次剛剛聽到的兩個故事，然後我比對與莎拉同年齡者的量表結果分數，包括立即回憶（immediate recall）和延遲回憶（delayed recall）。

莎拉的立即回憶分數落點在第百分之三十七（也就是說她比百分之六十三同年紀的人還差）；但二十分鐘後的延遲回憶分數，她比同年紀百分之八十四的人差。大部分人在這個語言記憶測試的結果跟韋氏成人智力測驗（Wechsler Adult Intelligence Scale IQ test）語言智商的指數差不多，但莎拉在那部分韋式成人測驗的分數比百分之九十八的人都高。和其他ＡＤＨＤ患者一樣，她無法在聽過兩個故事後，馬上記住它們❷。

莎拉年輕的時候，沒有注意力缺陷過動症的症狀顯現；她是到這幾年，才出現症狀，與其更年期大約同時。

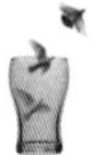

莎拉自幼年、青春期到成年，都沒有注意力缺陷過動症的症狀顯現；她是到這幾年，大約與其更年期同時，才出現ADHD以及語言工作記憶的症狀。她回顧那些症狀的出現，大約與其月經來的頻率愈來愈少同期間發生。

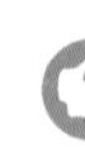開始出現ADHD症狀

根據先前精神疾病診斷與統計手冊（The Diagnostic and Statistical Manual of Mental Disorders，DSM）ADHD的診斷標準，此症的某些症狀顯現必須在七歲以前。這與先前對ADHD的認知概念有關，認為此症是一個與兒童早期發展有關的疾症。最近的版本（譯注：最新版第五版，DSM-5）針對這一點有些修正，此症之症狀顯現可以延後到十二歲❸。診斷標準雖已經修改了一些，但仍然假定任何患者之症狀顯現，需在兒童或青春期之前。

有些人的ADHD症狀沒有顯現，直到成年之後，某些重大的壓力，對其執行功能帶來加劇的挑戰。

設定ADHD症狀在童年或青春期早期必會顯現的假設，有其基本上的問題，因為ADHD患者有缺損的那些執行功能所需的腦部基礎建設，要到青春期或成年的初期才會發展成熟。雖然有些患者的症狀在幼年期即顯現，有些患者沒有明顯的症狀，直到青春期或成年初期，因環境的要求增加，尤其在自我管理方面。有些孩子在小學的時候，甚至還是模範生，每天大部分的時間都在同一間教室上課，面對同一位老師，老師可以代替孩子的許多執行功能。但是，同樣的一位學生，到了中學時期，要到不同的教室上課，面對不同的老師，還要承擔較多自我管理的責任，功能上的缺損就會逐漸顯現。然後，仍有一些患者ADHD症狀一直沒有顯現，直到成年之後，某些重大的壓力，對其執行功能帶來加劇的挑戰。

這個跟ADHD有關的執行功能的問題，可以心電圖的評估來比喻。當一個人平躺時，其心電圖可能很乾淨、沒有問題；但同一個人在跑步機上用力運動時，可能原先沒有被注意到的動脈阻塞心臟功能的問題，因這樣的挑戰而被顯現。原本沒有被注意到的重要心血管系統和認知執行功能方面的問題，因為外在的需要和挑戰增加，才被發現。

有一個研究，比較一組完全符合ADHD診斷標準的患者，其症狀都在七歲以前

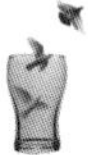

出現，另一組ＡＤＨＤ患者唯一的不同是「只有某些症狀在七歲以前出現」❹。兩組在執行功能缺損的程度、其他共同發生之精神疾症（co-occurring disorders）以及血親也有此症的發生等方面，都沒有太大差別❺。接下來的研究也顯示，兩組患者在人格特質方面也沒有太大差別。這些研究都清楚的顯示，真的有患者深受執行功能缺損之苦，但其症狀沒有在七歲以前顯現。

共同發生的疾症

就像ＡＤＨＤ患者一樣，莎拉還有另外一個精神方面的問題。在開始與我諮商的兩年前，她患有情感低落症（Dysthymia，精神官能性憂鬱症），該症是一種慢性、症狀較輕的憂鬱症，沒有如重度憂鬱症那樣，每天有嚴重功能性的問題，如睡眠、胃口或自殺的想法和傾向。通常，患有情感低落症的人還是能上班工作，也可以完成每天該做的事，但是幾乎每天覺得心情低落，沒什麼能量，自尊心低落，以前覺得喜歡做的事，現在做起來也不太帶勁；如果碰到真的開心、有興趣的事，是可以擺脫一下情感低落的狀況，但大部分的時候，他們是「鬱鬱寡歡的」❻。未經處理治療的ＡＤＨＤ

患者有情感低落症是常見的，那是他們長期承受ＡＤＨＤ帶來的挫折和壓力之後的反應和結果。

> 未經處理治療的ＡＤＨＤ患者有情感低落症是常見的，那是他們長期承受ＡＤＨＤ帶來的挫折和壓力之後的反應和結果。

莎拉的情感低落症從重返職場的第一個嘗試、報社的工作開始；也就是那個時候，她放棄再做記者的嘗試，改做法律助理。雖然以前曾經做得那麼成功、那麼好，莎拉面對並接受自己不可能再像二十年前那樣做記者，隨之而來的是情緒低落的問題，似乎是很合理的。

情緒壓力帶來情感低落症和其他精神問題，好像很合理，但其實壓力可以有很多不同的層面。一個壓力源可以被另一個背景環境中的壓力源加強[7]。就在莎拉面對重回職場做記者的嘗試失敗之際，另一個壓力源是她的第二個孩子正在進入大學的轉變期。雖然許多父母面對「空巢」覺得鬆了口氣，大部分的父母是覺得失落。

二十年來，莎拉的生活是繞著兒子和女兒轉的。她每天早上叫他們起床，準備

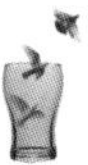

餐食，送他們上下學和參加學校活動，傾聽了解他們的期待並給予指導，聽他們所聽的，包括音樂，分享他們生活日常的高高低低。現在，她啃噬著這一片片日常生活中的失落；同時，她想重回職場得到另一種滿足的嘗試，顯然地是失敗了。

雖然這些壓力源同時出現，還不是所有情感低落症的原因，另外還有認知功能的問題。通常情感低落症的成因可以包括專注力的問題，但更廣泛的記憶、組織和排序的功能問題不會被考慮在內。

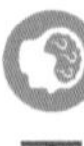

更年期和中年才顯現的類ADHD症狀

當我問莎拉或他先生，早年她在學校、工作或生活當中有關ADHD的症狀時，他們都想不出任何明顯的狀況[8]。就像其他人一樣，就算偶而會出現不專心、不善規劃或記憶力方面的問題，但都不是什麼慢性、長期的困擾，直到幾年前，也就是五十歲左右。也就是說，莎拉ADHD執行功能的缺損到中年之後才開始顯現。

莎拉不是第一個出現在我的診間，訴說、抱怨她們中年之後才出現的專注和記憶方面問題的女性。許多能幹、成功、高等教育的婦女——醫生、律師、科學家、教授、企業高階主管，第一次，在她們的人生當中，由四十邁入五十，開始面對這樣的困擾。她們每一位都跟莎拉一樣，問我幾乎同樣的問題：「我有ＡＤＨＤ嗎？要不我就是罹患了早發性阿茲海默症？」不只是挫折，其實她們嚇壞了，該不會從此就失去這些心智功能了吧。

這些女性的共同點不是正在經歷更年期，就是已過了更年期或不再有月經。有些婦女雖年紀較輕，但因為某些疾病或動過手術，等於已經歷更年期。

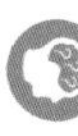

雌激素的角色與更年期認知功能的缺損

二〇〇〇年，我首次發表有關中年女性停經過渡期（perimenopausal，停經前後的一段時間）以及更年期一組認知功能缺損的觀察，這些缺損情形很類似ＡＤＨＤ的執行功能缺損。我在簡短的報告中提出，雌激素是女性腦內促進多巴胺分泌的一種荷爾蒙，女性更年期時雌激素（estrogen）的分泌會減少，可能是造成慢性認知功能障礙的機轉。多巴胺是腦內產生的一種化學傳導物質，扮演促進腦內神經網絡溝通以完成執行功能的關鍵角色。有關腦神經的基礎研究顯示，雌激素在女性腦部，以非常複雜的

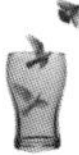

方式，促進和調節多巴胺的釋放，尤其是跟執行功能有關的那個區域[9]。因此，女性更年期前後體內雌激素的減少或不穩定，會造成ADHD女性患者的症狀惡化，或者中年以前未曾顯現的症狀開始出現。

早先已有關於雌激素和認知功能語文記憶的研究。在一個研究中，針對一組婦女，研究人員唸兩個故事，每個故事都只有幾段，在其動手術或進行藥物治療降低其雌激素水平之前和之後，測量其回憶記憶故事的情形。研究結果顯示，受測婦女的雌激素水平降低之後，其記得的故事細節顯著較少；研究也顯示，當再次供給雌激素之後，其語文記憶有顯著的改善[10]。

另一個功能性磁振造影的研究顯示，在語文和非語文工作記憶的測驗中，絕經後的婦女使用雌激素後，其腦部有些區域被活化[11]。二〇〇〇年我發表報告之後，陸續有幾個研究進一步研究停經過渡期婦女的認知功能缺損，以及雌激素對這些缺損的影響。雖然文獻上對此議題有不同或矛盾的看法，但都同樣地指出在關鍵期增加雌激素的效用，對停經過渡期的婦女，雌激素替代療法可以緩和認知功能方面的缺損。但有報告顯示，這種替代療法對某些婦女效用不大，甚至對年紀大一些已絕經的婦女可能有害[12]。縱然研究結果仍不明確，有些婦女和醫生對增加雌激素療法仍有疑慮，但至少對停經過渡期和已絕經婦女而言，這是舒緩認知缺損的方法之一。此外，也可考慮ＡＤＨＤ的藥物治療。

莎拉未曾動過癌症手術，也沒有經歷過化療，但就在月經時有時無，最後終於停經這期間，她確實感受到愈來愈嚴重的注意力不集中和工作記憶的困難，很難在同一時間把幾件家務都處理好[13]。她從沒想到變得健忘和沒有組織條理，會和月經有關[14]。那段時間她有熱潮紅（hot flashes），或在夜裡較頻繁的醒來，她知道那與雌激素有關，但沒想到與她的認知功能也有關[15]。

就像前面提到的，莎拉原本擔心是不是罹患早發性阿茲海默症，她的母親過世前患有此症九年。談到媽媽長期不斷地退化，莎拉哭了起來：「我沒辦法經歷那樣的過程，好像我已經死去，然後身體再慢慢死去。那對我和我的家人都太痛苦了。」當一個朋友提到或許她只是有注意力缺陷的問題時，她覺得鬆了一口氣，但她心裡知道，除此之外，她正在經歷和媽媽類似的認知功能逐漸低下過程。

中年才顯現的認知功能缺損和治療

我和一些同事在耶魯大學，針對像莎拉這樣中年才發病的婦女，執行一個前導研

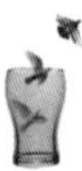

究（pilot study）[16]。我們召募了一組有注意力、專心和記憶力困擾的婦女，同時她們在幼兒期和青春期都沒有ＡＤＨＤ病史。我們先做一些神經心理測驗，檢驗她們所聲稱的問題，也請她們填寫ＡＤＨＤ執行功能缺損量表。然後，每一位開始服用阿托莫西汀（Atomoxetine，非中樞神經興奮劑），一種治療過動症的藥物，為期六周；然後，再服用安慰劑六個星期；這兩者之間有一段清除期（washout period）。受試者和研究人員都不知在吃的是上述藥物或是安慰劑。最後，我們再做一次神經心理測驗和執行功能量表。

當服用阿托莫西汀時，從量表上我們看到了改善的反應，服用的婦女說專注力和工作記憶有明顯的改善；但在神經心理方面的測試沒有明顯的改變。這個前導研究，樣本很小，而且有研究方法上的限制，因此我們只能說結果有這樣的啟發性和可能性，但不是確定的結果。目前有一個大型的研究正在進行，使用的ＡＤＨＤ藥物是神經興奮劑。

如上所述，雖然這個前導研究中的婦女，在認知功能量表上有明顯的改善，但神經心理的測驗沒有差異。這樣的結果並不意外，其他研究女性更年期認知問題的結果，在缺損和改善這方面的結果並不一致。那些執行功能測試的都是簡單的項目，如將卡片分類、讀不同顏色的字、畫一個複雜的設計圖，與一個心理師一對一的在一個房間內，進行一個小時的測驗。批評者認為這樣的測試，無法有效評估一個人在每天複雜的情境條件下，與專注力、工作記憶、規劃等有關的執行功能[17]；相對地，只要是大一點的兒童或青少年，都可以很準確的在ＡＤＨＤ執行功能量表上反應出他們的困難。此外，這些量表也對ＡＤＨＤ藥物治療產生的執行功能改變是敏感、有鑑別度的，因此，我們還需要針對停經過渡期和絕經後的婦女進一步研究。

莎拉並未參與上述中年後才有症狀顯現的前導研究，但我們確實請她嘗試使用神經興奮劑的藥物治療。在她的醫師協助之下，她先從一種低劑量、長效型的中樞神經興奮劑開始。本書前面提到過，適合每一個人的劑量，除了體重、年紀之外，還要考量症狀的嚴重程度和個人體質對每一不同藥物的敏感反應度。因此，若採取藥物治療，應先從最低劑量開始嘗試，有需要時再階梯式的往上調升。

莎拉還注意到藥物帶來一個意外的好處：降低了她過度的焦慮和批評，她和家人都覺得她服藥的時候，變得比較平靜。

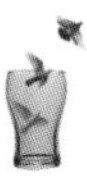

幾個星期後，莎拉說 10 mg 長效型的藥物對她專心和工作有幫助，雖然對處理事情的速度好像沒有明顯的影響。她試過把劑量提高到 15 mg，但會讓她太活潑了點，且血壓也會升高，因此她又改回 10 mg 的劑型。幾個月之後，她再次嘗試 15 mg，這一次沒有太活潑，也沒有血壓變高的問題。但先前的劑量似乎到了傍晚就沒有效了，留下晚上幾個小時的急躁和疲累。後來，她在下午四點會補一顆 5 mg 立即釋放（immediate-release）的劑型，問題就得到了解決，也避掉了早上那一劑的反彈效應（rebound）。莎拉還注意到藥物帶來一個意外的好處：降低了她過度的焦慮和批評，她和家人都覺得她服藥的時候，變得比較平靜。

通常，長效型的神經興奮劑到下午就慢慢沒有效了，在此情況下，大部分父母親，會補一劑短效、小劑量的，以支撐晚上的活動和需要，又沒有反彈的問題。為達到藥物最好的效果，應細緻地調整劑量和用藥的時間[18]。

自從莎拉穩定服用藥物後，她說一整天的認知功能改進很多。ＡＤＨＤ的藥物無法治癒這個疾症，它的效果是在藥物有效的期間減輕ＡＤＨＤ的症狀；就好比帶著眼鏡的時候，可以看得比較清楚，但眼鏡治不好眼睛的視力問題。

莎拉發現每天只要在藥物有效的時間，她可以做該做的事，也比較可以抗拒分心，比較可以記住聽到的事、想說的話和該做的事，也較可以在合理的時間範圍內，持續的把事情處理完。雖然狀況沒有比二十年前好，但是已回到進入停經過渡期之前的狀況了。

穩定服用藥物一個月以後，困擾她多年的焦慮和憂鬱仍然持續。在我的建議之下，莎拉的醫師為她開了處方：抗憂鬱劑氟西汀（Fluoxetine），此藥對憂鬱和焦慮都相當有效，對她也是有效的。她持續服用了六個月以後，逐漸減少用藥。此時，莎拉已在一家報社找到了工作，做得不錯。她早上服一顆長效型的神經興奮劑，下午再補一劑立即釋效的。當面對尋找和適應一個新工作的壓力，神經興奮劑顯然給了她足夠的支撐去承擔困難和情緒，也就不需要氟西汀了。

莎拉的故事，就如同我們的前導研究，讓我們看到ＡＤＨＤ藥物對中年才出現類ＡＤＨＤ執行功能缺損的女性是有幫助的。為了安全考量，許多婦女在更年期後，不願意持續雌激素替代療法，此療法也不是對所有執行功能缺損都有效。很清楚地，我們需要更進一步的研究，了解ＡＤＨＤ藥物對停經過渡期前後受執行功能缺損所苦的婦女是否有效。

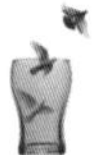

什麼幫助了莎拉

- 會談治療給予支持，以面對空巢期的悲傷，以及能力慢慢減損的困窘及害怕。
- 臨床面談和量表評估其認知方面的強弱，排除了早發性阿茲海默症的可能性。
- 了解雌激素、更年期與中年才出現的執行功能缺損的關係。
- 藥物治療和調整劑量，減輕ADHD相關症狀。
- 選擇性血清素再回收抑制劑相關藥物，處理抗憂鬱和焦慮的症狀。

第六章

邁可

「我爸常說我很聰明，但就是懶惰。或許他是對的。我原本被留校察看，後來被退學了。我常不知道在幹嘛，總是拖到最後一分鐘。我試著吃朋友ADHD的藥，很有幫助，但我爸不讓我吃，他說那些藥跟類固醇一樣。」

——二十一歲大學生

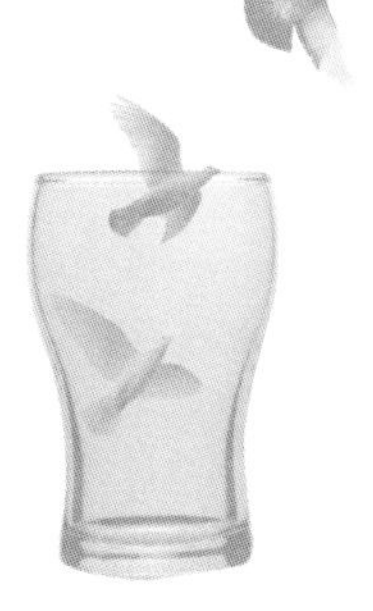

邁可身材瘦長，黑髮濃密，滿臉微笑。第一次諮商會談，我問邁可和他的父母親是什麼原因決定來看我。邁可說他的成績不好，被他唸的州立大學退學，他的父親打斷他：

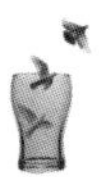

「我不想無禮，但我得把話說在前頭，我不相信什麼注意力缺陷過動症那一套。他是個聰明的孩子，很有潛力，也沒什麼心理問題，更不需要服藥。他就是還沒有學會怎麼去做他不想做的事。」

邁可眼神沮喪地說：

「後面那幾句是真的，如果老師很會教，或是我有興趣的科目，我就可以拿到好成績，就像高中時那樣，那時候我都拿A。但是有的課很無聊，我就會被卡住，我沒辦法逼自己去上課、讀那些書或寫報告，成績就只有D或F了。我浪費了你很多錢。」

邁可的媽媽也加入：

「那就是為什麼我們跟你說無法再幫你付學費的原因。到現在，已經四個學期了，你幾乎只拿到一半的學分，我們無法繼續浪費錢，繳了學費卻拿不到學分。我們知道你很聰明，我們想你可能還沒準備好上大學。你需要先去工作，讓自己成熟一點。我覺得你就是還沒長大。」

邁可回道：

「你們總是說我很聰明，如果我真的聰明，為什麼無法把功課做完、拿到學分？我一點都不覺得自己聰明。我想我應該放棄唸大學，而去找一份全職的工作。」

顯然地，父母對邁可的退學感到挫折，並認為他只要努力一點就不會這樣了。同樣地，邁可感到羞愧和無望，愈來愈覺得自己無能，甚至不相信自己是如老師和父母口中說的那樣聰明。

我第一件做的事，是去了解和確認他們共有的挫折和累積的失望，然後再去理解為何一個在高中表現優秀傑出的年輕人，進入大學之後這兩年，會這麼辛苦，為何表

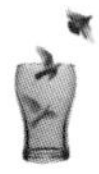

現如此不一致。我跟充滿疑惑的父母說，我需要知道更多，以便判斷邁可大學面臨的問題是因為不成熟、ＡＤＨＤ或其他因素的組合造成。

我仔細看了邁可過去的紀錄和資料，了解他的優勢和困難。我請邁可做量表，以了解他各種與ＡＤＨＤ有關的執行功能的情況。我強調，無論用藥不用藥，在不了解邁可真正的問題之前，談任何治療都是沒有意義的。同時，我建議邁可做一個完整的智商測驗，以確認父母親認為的聰明和實際的認知能力。邁可和父母親都同意這樣開始。

一個星期後，邁可回來做智商測驗。開始做的時候，邁可開玩笑說其實他很害怕，萬一結果出來，證明他根本不如父母和老師認為的那樣聰明，甚至可能是「智障」。事實上，他在語文和空間概念方面的能力非常好。測驗完之後，他的父母也一起了解智商測驗的結果。我先解釋計分的系統，然後問邁可他自己認為的落點，他不情願的猜自己大約在中間之上一點點。當我告知他的分數在同年齡人的百分之九十九點九以上，他自己都嚇到了，他的父母也非常訝異，馬上問我：「如果邁可比絕大多數的學生都聰明，為什麼他們都可以成功的修過學分，但邁可卻做不到？」

為了回答他們的問題，我也給他們看了邁可第一階段ＡＤＨＤ量表測試的結果。

由邁可自己的回饋及其父母所填寫的結果來看，邁可極高度的可能是ADHD患者。我請他們參考精神疾病診斷與統計手冊（DSM）ADHD的診斷標準，完全符合此症的切截點。我也請他們看邁可語文工作記憶測驗的結果，就是那個唸兩個故事，各包含二十五個字串，再請邁可盡量逐字複述的測驗（這也是我在第五章中提到莎拉做的那個測驗）。邁可此測驗的分數為9%也就是說91%與其同年紀的人都比他好。我跟他們說明了ADHD最近的研究結果，以及這些測試的目的，讓他們了解雖然邁可極其聰明，但也確實嚴重的為ADHD執行功能障礙所苦。聽了我的說明之後，邁可的父親承認他先前對ADHD的認識及看法，和我說的確實大不相同。

研究ADHD患童和成人的結果顯示，即使是高智商，在學校課業上仍可能比其他人辛苦，甚至掙扎更久，直到其障礙被診斷、發現和治療。

許多老師和父母實在很難相信這麼聰明的孩子，怎麼可能會為注意力缺陷過動症所苦，如果他們又正好不是會找麻煩的孩子。人們總認為只要是聰明，一定可以有辦法避掉組織、排序、工作記憶等方面的困擾，一定可以找到方法做到該做的事，達到

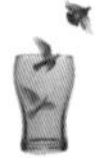

成功。然而，研究顯示，執行功能屬於更廣的腦部認知功能中的一個特別區塊，執行功能的測量和IQ商數的相關性在統計上並不顯著。一個大型的研究，針對過動症患童及其對照組的大型研究顯示，整組執行功能的差異無法以整組的IQ商數來解釋，相反亦然；同一個研究也顯示，每一個患童的執行功能和IQ智商是兩件獨立的事件❶。其他的研究ＡＤＨＤ患童和成人的結果也顯示，即使是高智商，在學校課業上仍可能比其他人辛苦，甚至掙扎更久，直到其障礙被診斷、發現和治療❷。

我除了讓邁可及其父母對ＡＤＨＤ有新的認識，以及了解與人類的腦部化學方面的關係，我問邁可是否願意嘗試藥物治療，或許能減輕其ＡＤＨＤ的症狀。我說明了可能的副作用和好處，我指出藥物不一定會有幫助，但有八成以上的機率是有助益的。

邁可很快表示願意嘗試，但他父親對藥物治療不是那麼肯定，想要考慮一段時間再說。邁可告訴父母他曾經服用Adderall（dextroamphetamine，中樞神經興奮劑），那是ＡＤＨＤ治療藥物的一種，從朋友那邊拿的。他的父親仍堅持需要時間思考，才能決定是否同意邁可使用藥物治療。

像邁可這樣使用別人的處方簽用藥的情形，在這附近的高中和大學校園中時有所聞。同學們會向患有過動症並有處方藥的學生「借」或者「買」藥。有時，是買來試一次看看，像邁可這樣；有時，有人是不斷地以這種方式服藥。媒體報導學生在參加派對時，以這些藥物來助興；但其實有更多研究發現，大部分的學生之所以吃非自己的處方藥，不是為了娛樂的目的，而是為了考試有較好的成績，如考前熬夜抱佛腳，或整夜不睡趕報告❸。

下一次的會談，邁可自己一個人來。他說父親對藥物治療仍持懷疑的態度，他父親把這和棒球選手吃類固醇相比，但如果邁可想嘗試，他不會阻止。他的母親也不情願地同意。

邁可和我討論，如果藥物對八成的患者都有效，只要我們盡量找到適合他身體化學作用的藥物和劑量，應該可以成功。我跟邁可解釋，使用劑量除了考慮年紀、體重、症狀嚴重程度，還跟個別體質對藥物的敏感反應度有關。我們也討論到過量和劑量不夠可能會有的現象。

經過討論後，邁可決定開始嘗試用藥。但就在我寫轉診建議說明給他的醫師時，邁可喊停：

「我又想了一下，如果我不再唸大學，也就不需要服藥了。首先，我應該先

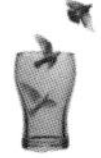

決定是否繼續學業，如去唸學費便宜許多的社區大學，拿到好的成績，再轉回原來的大學？或者先不要考慮讀大學，去找份工作進入職場？我知道我的智商測驗分數很高，但那並不代表我可以順利的拿到大學學位。或許，爸媽是對的，大學不是我的路。」

在決定是否進行藥物治療之前，邁可自己提出了一個更大的問題：是否真有可能完成大學學業。

擺盪於盼望與害怕之間

我請邁可告訴我，他對這個問題的想法。他說他在兩個不同的畫面之間來來回回，想事情會怎麼發展。一個畫面是他回到校園，帶著ADHD的藥，但可以用功讀書，雖然剛開始會有痛苦和挫折，但終將帶著學士帽，穿著學士服，走上台領畢業證書；在這個畫面中的他和父母長久以來的夢想雖然實現得較晚，但終將大器晚成。

> 心理學家認為每個人的心裡有好幾個可能的自我，好像衣櫃中幻想自己未來可能的樣子，有我們期待成為的樣子，也有害怕自己變成的樣子。

然而，讓邁可卻步不前、不敢嘗試藥物治療，甚至連選擇較便宜的社區大學都不敢想的原因，是另一個畫面：他是一個魯蛇（loser），不斷地失敗，像個賭徒一直餵吃角子老虎錢，直到花完了最後一分錢，因為他不知道何時該喊停，何時該收手轉身，走向人生的另一步。

邁可說他一直會想到父母重覆警告他的：一個沒有發揮潛力的懶惰魯蛇。邁可說，有一個叔叔站在父親那一邊，他唸了幾次大學，從沒有拿到過學位。那位叔叔很聰明，但最後他在一個小學當警衛，不像家人和老師們期望的那樣成功。那位叔叔就像是邁可看到的另一個自己。

可能的自我

心理學家認為每個人的心裡有好幾個可能的自我（possible self），好像衣櫃中幻

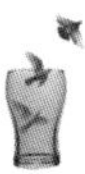

想自己未來的樣子，有我們期待成為的樣子，也有害怕自己成為的樣子。我們會從自己以前或現在認識的、聽到的或媒體上看到的人身上，去建構那些可能的自我。那個自我可能是很有吸引力的，有著運動員的體格；可能是有自信又受歡迎的；可能是有錢、不用擔心帳單的；可能是很肯定自己，不怕挑戰別人的；或者已婚，有著讓人羨慕的伴侶；同時，那個自我可能是負面的，沒有吸引力，過氣又身材走樣的運動員；害羞、沒有朋友又被孤立的自我；窮到連最基本的開銷都無法維持的自我；被霸凌、無法拒絕別人的無禮和不尊重的自我；一個寂寞無伴或不得不找個伴湊合一下的自我。

一群心理學家提出可能的自我的概念，這樣寫道：

「一個人所有可能的自我曲目，就如同所有認知的目標、渴望、動機、害怕及威脅的展現。可能的自我提供了與自己相關的型式、意義、組織、方向的動力。因此，它們成為自我概念和動機之間的基本連結。」❹

邁可和我花了幾次的會談時間，討論他衝突的自我圖像。我強調「現階段」情況的重要性，我想幫助他記住就算從高中後到現在，他的成績並不理想，也與以前不一致，但那不會是最後版本的他。我們談到他的高IQ商數，也討論他和那不成功的叔叔之間相似和不一樣的地方。

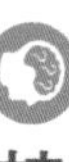

持續的社交焦慮

我也問邁可有沒有其他因素，讓他大學生活的適應變得複雜和不容易。他有點羞怯的承認，好多次他和非常要好的朋友們一起吸大麻狂歡。他刻意地隱瞞父母親這件事，他知道他們對任何藥品的使用都會強烈排斥。在我們初步評估即使只有我們兩人會談時，我問過他有沒有喝酒和吸食毒品，他也沒談此事。他解釋他並沒有慣性的吸食，大約一個學期會有兩、三次，但只要一開始，每天都會吸，持續一個星期，通常都是在考試和需要交報告的時間。

沒有任何批判地，我問邁可在什麼情況下，他會決定開始吸或不吸，他答得很直接：「當我嚇壞的時候，就會吸。」他說，在父母和別人面前，他總是裝著一副不在意或懶散的樣子，但其實心裡常很擔心別人、同學或老師會怎麼想他。

我請他舉個例子。邁可回想起剛開始上高中時，同學常取笑他的短小身型和不成

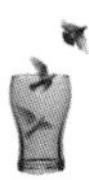

熟的體格。他較晚才開始發育，比同儕晚了好幾年。雖然後來他長得很快，十七歲生日時已長到六英呎（約一百八十公分）高，還是會做惡夢，夢到自己是個侏儒，下課換教室的時候，同學在走廊上，把他推到置物櫃前，手上拿的書和筆記本掉落一地。中學前三年，他最討厭體育課時到置物櫃室，必須在同學面前換衣服，眼看著別人的第二性徵都已發育。

回想起那段在置物櫃室的不愉快，邁可道出了那無所不在的羞辱感：

「中學和高中階段，我不只是一個發育不全的矮小動物，從小學開始，我就很害羞。面對不是很熟的人，該說點話的時候，我不知道要怎麼說。我又長得矮小，不適合任何運動球隊，也不知如何裝酷。我在班上從來不曾主動回答問題，就算心裡知道我的答案比大部分人答的都好；只有被老師點到的時候，我才會說。我總覺得尷尬難堪，別人一定看我是個膽小鬼。我要是多說點話，就覺得好像在奉承別人似的。」

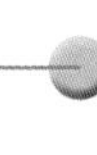 透明的錯覺

邁可這種假設別人一定都看穿了他的內在和自我，在心理學上被叫做透明的錯覺（illusion of transparency）或聚光燈效應（spotlight effect）[5]。有些研究顯示，許多人認為，尤其患有社交焦慮症的人，別人一定可以一眼看穿他們內在不舒服的狀態，其實不盡然。

> 一個全國性流行病學針對ADHD患者的研究發現，過動症患者最普遍同時出現的精神疾病就是社交焦慮症，幾乎高達百分之三十。

ADHD患者中同時有社交焦慮的比例相當高，也就是過度擔心別人怎麼看自己。一個全國性流行病學針對ADHD患者的研究發現，過動症患者最普遍同時出現的精神疾病就是社交焦慮症，幾乎高達30％，比一般的發生率（約13％），高出許多[6]。這可能是因為過動症患者擔心他們內在的不能專注等問題若被別人看穿，會很難堪和困窘。

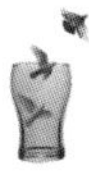

邁可說他常常不再去上某堂課，就是為了害怕，非常怕會出糗。例如，早上睡過頭，錯過了早上的課；該交報告，但沒有寫好交不出來；要考試，但沒有準備好。他會乾脆翹掉那堂課，然後再下一次的也就不去了。他怕教授在課堂上會當面質問他，於是一次又一次的缺課下去，直到有一天他覺得還不如直接退選比較不丟臉。

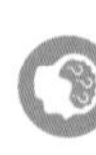

焦慮、大麻和藥物

我們花了幾次會談時間探索邁可焦慮的問題，包括不定期的使用大麻以降低焦慮。他說，他要停止吸食大麻。我提醒他最好從慢慢減量開始，壓力會比較小。兩個星期後會談時，邁克說我給了他建議，他已經馬上完全不吸了，雖然這些日子他有失眠，每天也都還是有些狀況。

他為自己的進展感到驕傲，並決定繼續節制下去。同時，他展開了費勁的運動計劃，對他的入睡困難好像有幫助。但是，他問我是不是可以安排幫他處理焦慮的問題，好像「太陽下任何事」都可以讓他擔心。我與他的醫師連絡，醫生馬上同意並決定為他開抗憂鬱劑氟西汀的處方，以舒緩他的焦慮。我跟邁可解釋，通常需要幾個星期才會感受到效果。

幾個星期後，邁可說他已覺得沒那麼焦慮了。通常，讓他最焦慮的事是約會。雖然平時上課時，會跟女生有互動，也會和一群朋友出去，包括女孩子，他認為自己可以做女生的朋友，但不會是一個好的男朋友。高中時，他曾與一個女生交往了六個月，後來，他被那個女生甩了，她有了別的男朋友。邁可覺得那個女孩子在性方面好像比較有經驗，想要找一個在那方面比較有經驗的人，而不是像邁可這樣的人。

下一次會談時，邁可跌坐到沙發裡，盯著地毯，有點猶豫地說：「有的時候，我想我會不會是同性戀，我希望我不是，我也不認為我是，但有時候我懷疑自己是。」我問他如果「是」有什麼不好，他說：「可能也沒什麼不好，不過我爸媽會嚇壞的。我認得幾個同性戀的朋友，他們也還好。」我問他為什麼懷疑自己是同性戀，是與男性有過性行為，還是性幻想的對象是男性。我提到有許多男性有這樣的情況，後來發現自己真的是同性戀，也有些後來知道自己不是。他毫不遲疑的說：「沒有，我從小就沒有跟男性的性經驗，我的性幻想都是我自己或別的男性與性感女性的畫面。」

「那是什麼讓你懷疑自己是同性戀？」我問。邁可直接回答：

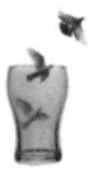

「因為我就是沒種邀女生出去，然後發生性行為。當我看著一個又辣又友善的女孩子，我就是無法進一步，或讓她有機會。我猜，我是害怕萬一她說『好』，那怎麼辦？」

經過更多討論和了解後，顯然地，邁可這樣懷疑自己，不是因為自己的性取向，而是覺得自己好像是個有瑕疵的男人；這邏輯就好像把一個不是很會和女人發展性關係的害羞男人叫做同性戀一樣奇怪。我的意思是說，同志會害怕和女人發生性關係，但那不是讓他們成為同性戀的原因。我想幫助邁可了解，同性戀與一個人的性取向有關，而不是他（或她）害怕在那方面不太行。我很確定的告訴邁可，無論性取向為何，都有害羞的人，許多人持續和可能的對象發展關係，並不躁進馬上要有性關係，也可逐漸克服害羞的問題。

又過了幾個星期，邁可回診說抗憂鬱劑氟西汀真的有效：「以前困擾我的事情，好像都沒那麼嚴重了。」他笑著說，他在加油站兼職工作，不但幫忙加油，還協助維護廢氣處理；對他而言，更重要的是他鼓起勇氣跟芭芭拉說話，她常來加油，是一個很有吸引力的女孩。漸漸地，他們對話時間變長了，還相約吃午餐，然後又相約周末一起看電影：「過程當中，我沒有心臟要從胸口爆出來的感覺。」

邁可說他也不知道為何做起來沒有那麼困難了：「或許是因為藥物，或許是因為每天做運動，或許是因為心理治療讓我了解其實很多人跟我一樣，她跟我說她有時也會這樣，而且很多和我們差不多年紀的年輕人也是這樣。」

又過了兩個星期，邁可請我幫他寫信給他的醫師，除了氟西汀之外，也幫他開立ADHD的藥物處方。他打算從秋季開始在社區大學修幾門課，他說：「過去這幾個星期，我真的覺得比較好了，感覺得到自我，跟人說話容易多了，不需要太多假裝。」

無論是一個原因，還是好幾個原因合併，帶來邁可情緒的改善和較有自信，我很明顯地看到他經歷了極需要的成功經驗，將他從幾個月前被卡住的沮喪沼澤中救了出來，他感覺到一個比較正向、可以實現的自我。

再次評估職涯目標

一個星期後，邁可回到社區大學註冊。他很難決定要選哪些課，他高中時數學非常好，上大學後，因為想作會計師，因此主修會計。但是在準備註冊文件時，邁可

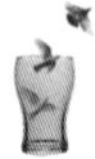

注意到截至目前為止，他的成績比較好的科目是歷史和英文；成績較差和退選的是數學、經濟和會計。當邁可跟父母親提到想要改變主修為歷史時，他的父親告訴他，應該維持主修會計，因為將來畢業後比較好找工作。他還認為邁可應該有始有終，不要改來改去。

邁可說他這一生本來就對歷史有興趣，常閱讀歷史書籍和看電視上歷史相關頻道。例如：他對越戰和伊拉克戰爭的成因特別有興趣。我問他若主修歷史，畢業後他想做什麼，他很快地笑得燦爛：「我想當高中歷史老師，我想我可以幫助孩子讓歷史活起來。」他決定了為自己選一些歷史課，不要因父親的喜好而選擇。

學期結束時，邁可修的兩門歷史課都得了A，另兩門課拿了B，他還花了許多課外的時間，跟一位心儀的教授談了許多。學期結束時，他把主修轉為歷史。再下一個學期，他只缺過一堂課，所有該交的報告都有繳交，平均成績為B+。

邁可為自己的成績，以及和芭芭拉的關係感到驕傲。有個周末，邁可和芭芭拉及其父母一起出遊，看得出來她的父母很喜歡邁可。邁可覺得他們兩人是很有未來的一對。他們幾乎每天見面，很親密，也有很美好的性關係。

除了與芭芭拉的交往，全時間的上大學，還有在加油站打工，邁可覺得生活很忙礙、很快樂。有一天，他說他覺得自己不需要心理治療了，他說：

「在我們停止定期的治療之前，還有一件事我想整理、討論一下。我一直不清楚為什麼我沒有高中一畢業就去唸大學，我是榮譽學生且成績比很多學生都好，他們都在畢業那年的九月就開始唸大學，我甚至沒有馬上去申請大學。我仍然住在家裡，通勤往返於家裡和州立大學的分校之間。」

忠於家庭，隱藏的牽絆

我問邁可還記得那時發生了什麼事情。他回想那時父母親不斷地告訴他，他還不夠成熟離家去唸大學，而他們也只付得起他通勤上學的費用，「因此我只在分校修幾門課，幾乎每天打工，在一家披薩店洗碗。」邁可嘆了一口氣說：「我就是那時候開始和一些嗑藥的朋友出去的。他們也都沒有上大學，他們既不聰明，也不在乎。」

我問他還記得什麼。「對了，」他說，「其實，那時候我媽有憂鬱症，甚至有幾個星期住到精神病院，出院回家後要吃很多的藥。她憂鬱得很嚴重，也因此辭掉了工作。

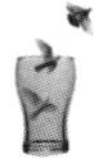

她大部分的時候坐在那裡，面對著牆哭泣，要不就是在睡覺。」這是第一次邁可談到媽媽的嚴重憂鬱症。我們剛開始療程、初次評估時，我問家中過去這幾年，有什麼壓力來源，他和父母親都沒有說這件事。邁可只提到父親：

「他是個很安靜的人，不常與人交談。大部分的晚上，他會喝六罐（一手）啤酒，看著電視睡著。他好像不知道能做什麼，也不知道能跟媽媽或我說些什麼。我想幫忙，我會跟她說說話，做飯給媽媽吃，確定她有按時服藥。」

為何邁可高中畢業，沒有馬上去唸大學，看來不是個謎了。畢業後那個夏天過完，秋季開始，所有同學都離開家去唸大學了，只有邁可因為「不夠成熟」所以留在家裡。媽媽的嚴重憂鬱和住院，還有爸爸的無助，是邁可需要留在家裡的原因。邁可成為家中的照顧和支持者的角色，而這個角色牽絆住他上大學的路。邁可的父母親和他自己好像都沒有清楚的意識到這一點，他們都說邁可之所以沒有直接去唸大學，是因為他還不夠成熟，其實是因為他的堅強以及對家庭的忠誠。

家族治療談到，有些年輕人之所以不願意離開家，不是因為他們弱到離不開父母，而是因為他們有意識或無意識地感到需要留在家裡，照顧或保護父母親，因為他們需要幫助。

當我們討論一個青少年真正進入成年期的掙扎時，很少心理學家會將對家庭的忠誠當做一個因素去討論。其實，隱而未見的忠誠，常是孩子成長過程中，一個延緩的因素。家族治療談到，有些年輕人之所以不願意離開家，不是因為他們弱到離不開父母，而是因為他們有意識或無意識地感到需要留在家裡，照顧或保護父母親，因為他們需要幫助❼。

就算一個年輕人清楚的意識到這樣的衝突與掙扎，家中有一個在情緒或健康方面需要被照顧的人，或許是父母親當中的一位，或許是兄弟姐妹；但另一方面又想去追求更高的教育或獨立生活的機會，在這兩難中取得和解是不容易的。更何況這問題無聲地、深深地被埋著，在家中默默地無人言說。

邁可家裡遇到的情況是他被貼上「不成熟」、「軟弱」、「需要父母照顧」的標籤，而家中其他人的需要是看不到、不被討論的，也因此這忠誠衝突不但看不見，也很難被改變。而那個年輕人也跟著認為自己是軟弱無能、無法與其他人有效互動的，持續

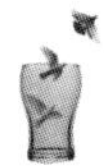

被鎖在依賴和被依賴的關係中。

邁可和我花了幾次的會談，討論他那時面對的兩難，生病的媽媽以及不知如何幫助媽媽的爸爸。我們也討論他自己是如何地也接受了這樣的看法，認為自己不夠成熟，無法離家去上大學。我們也談到他是如何不成熟地活著，成為一個不負責任的學生，以成全父母親的歸因。

再下來的幾個月，我們減少了會面的頻率，邁可與芭芭拉的交往更穩定，成績更有進步。兩年後，邁可寫信給我，告知他從大學畢業，也成功的完成教師實習，繼續與芭芭拉交往中，秋天會到一所高中擔任歷史老師。

什麼幫助了邁可

- 會談治療，處理社交焦慮、吸食大麻、降低焦慮、重新評估未來職涯目標、性方面的不安全感以及隱藏的忠於家庭的牽絆。
- 家族治療，協助邁可及其父母了解邁可大學的問題，是因為ADHD的原因，不是因為不成熟和懶惰。
- 評估邁可認知方面的優劣勢，讓父母和邁可了解他是一個極其聰明的ADHD患者。
- 治療釐清「可能的自我」之間的衝突，以及對未來自我的期望。
- 選擇血清素再回收抑制劑相關藥物，處理過度不斷地想法和社交焦慮。
- 了解探索對藥物衝突的感覺，ADHD藥物治療緩和症狀，並微調找到適當的神經興奮劑。

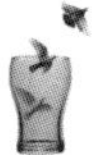

第七章
莉莎

「別的小孩好像都聽不懂我的笑話，也不在意我是什麼樣的人。我想交朋友，但沒有人要回我的電話。我想跟爸媽談我的問題，但我爸爸不懂小孩，媽媽又總是對我大呼小叫。ＡＤＨＤ藥物可以幫我把學校功課做完，但對交朋友一點幫助都沒有。」

——十五歲高中生

莉莎第一次和父母到來到我診間的時候，她十五歲。以她的年紀，身型算小，外表看起來年紀更小。她的手上還握著兩個娃娃玩偶，荷馬和美枝（Homer and Marge），是美國電視卡通動畫《辛普森家庭》（*The Simpsons*）中的一對父母。當我認出這兩個

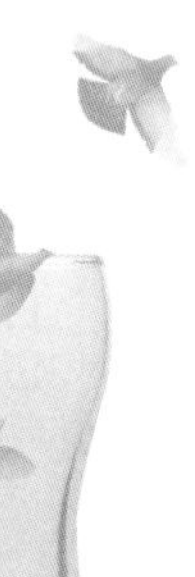

角色時，她開心的笑著、點著頭，好像在說：「然後呢？」她的父親馬上告訴她把玩具放下，她不理睬，於是媽媽扳起臉說：「我告訴妳，把他們放下，現在！」莉莎嘆口氣，眼珠子咕溜地翻白，把兩個玩偶擺在旁邊。

我問莉莎為什麼爸爸媽媽帶她來見我，她說：「去年一整年，他們帶我去看兒童精神科，因為他們認為我有對立性反抗症（ODD，Oppositional Defiant Disorder）和注意力缺陷過動症，那是浪費時間，就像以前帶我去心理師的診所一樣。」我問：「那到我這裡，你希望我能做什麼呢？」莉莎馬上直說：「幫我爸媽不再吵架，幫我成績變更好，解決所有問題，讓別的小孩別再把我當痲瘋病人一樣。」

家庭的三角衝突

莉莎的媽媽馬上說：「如果妳做妳該做的，我們就不會吵那麼多架了。」爸爸再加一句：「妳必須學會尊重我和妳媽。」短短幾分鐘內，莉莎和爸爸媽媽三人馬上陷入一場三角戰爭中，偏離了原本父母本身婚姻的問題以及莉莎的兩個主要問題：學校功課和長期人際關係的問題。

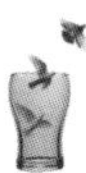

她的媽媽繼續抱怨她爸爸在面對莉莎的時候，是如何地立場不堅定，沒辦法讓她做功課，如何地讓她予取予求，不管合不合理。媽媽說，莉莎不但會推她爸爸，有時甚至會打爸爸，還會在放學後叫爸爸帶她去麥當勞吃漢堡。爸爸知道與其跟莉莎耗著打持久戰，還不如投降比較簡單。莉莎又補充說明：「對啊，然後我媽就會生氣，罵爸爸是個窩囊廢。」

表面上看來，莉莎是家中唯一的孩子，進入叛逆青春期，而父母親努力的適應，並與她的叛逆和不好好讀書奮戰。但在表面之下，三人都受著傷。父母親兩人看來很聰明，但彼此對立又互相折磨，就好像面對莉莎的時候一樣。我對莉莎的第一印象，是一個很聰明的孩子，但沮喪又易怒，她很痛苦，覺得自己無法與別人建立好的關係，也擔心自己現在高中一年級的學業。

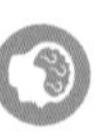

藥物反彈效應，下午的易怒

一年前，在看前一個治療師時，莉莎開始ＡＤＨＤ藥物治療。她服用的是長效型的中樞神經興奮劑，對她白天在校時的專注相當有幫助。然而，如同許多服用這類型藥物的學生一樣，藥效到放學時開始減弱，然後會有「反彈效應」，她會覺得很累、容易生氣，嚴重影響每天下課回家後的行為，且無法專心做回家作業；她的易怒會一直持續整個晚上。很可惜，那時開處方的醫師沒有處理這個反彈的問題[1]。

雖然ＡＤＨＤ藥物的功用不是處理情緒問題，但許多個案發現藥物可以改善「從上到下」的情緒控制執行功能，因而不那麼容易被挫折和怒氣淹沒。有些個案因藥效代謝得太快，會突然變得更脆弱、更情緒化。通常，只要在長效型的藥效快沒有的時候，補一顆同種藥短效型、小劑量的，就可以解決這個問題，個案會覺得比較平順，不會有好像突然垮掉的情況發生。

我一開始的介入，是請莉莎的醫生為她追加一顆小劑量短效的「加強劑」（booster dose），每天放學的時候吃，就可以改善回家做功課及與家人互動的品質。很幸運地，這顆加強劑奏效了，大幅度地幫助莉莎回家有效率地做功課，與家人的衝突也減少了。

揭開家庭的兩極化和衝突

當我們談到莉莎和父母的衝突時，很清楚的看到父母對莉莎的兩極化管教。許

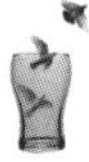

多有反抗行為孩子的家庭，常有這樣的情形發生。父母中的一個扮演「執法者」的角色，另外一位的角色則被鎖定為「棉花糖」[2]。當莉莎態度不當、不聽話、不照規矩做時，媽媽會馬上反應和質問，包括大聲罵人、取消某些權利或處罰，通常得到莉莎更不敬、更不當的回嗆；相反地，莉莎的爸爸從不曾質問她什麼，也幾乎從不曾處罰她，可以說是縱容，讓她為所欲為。有的時候莉莎會罵或推爸爸，最後爸爸都會心軟，答應莉莎的所有要求。接下來，爸爸會跟媽媽報告莉莎的惡行，期望由媽媽來「執法」。

> 就像許多有反抗行為孩子的家庭，父母中的一個扮演「執法者」的角色，另外一位的角色則被鎖定為「棉花糖」。

當然爸爸媽媽都愛莉莎，也都想要幫她，但是這些年下來，有關如何教養莉莎，他們落入了長期衝突的模式。爸爸認為媽媽常這樣激烈的面質莉莎，太強烈了；媽媽認為爸爸無法有紀律的教導女兒，且總把責任推給老婆。從很多線索可以看出，這對夫妻早在莉莎出生之前就有許多不合，而莉莎從一出生，就被卡在父母的婚姻衝突中。

就如同第一次會面時所發生的，莉莎對爸爸的不敬行為，馬上會激起媽媽對她和爸爸的怒氣，此時爸爸和莉莎反而站在同一陣線，一起成為媽媽長期怒氣之下的受害者。看來莉莎落在父母親婚姻衝突之網中，有時激起他們對彼此的怒氣，有時把他們的怒氣都引到自己身上。

為了處理這些家庭問題，我們有時會一起聯合會談，有時候只有父母親，大多數時候是我和莉莎單獨會談。我們把焦點放在父母需改變與莉莎的互動模式，面對莉莎不敬和不恰當的行為，父母兩人要立場一致。我們也討論了莉莎可以為自己解套的策略，她可以不介入父母的意見不合。我的目的是要幫助這一對父母成為一個親職聯盟（parenting team），女兒才能學會以有效能的方式在家與父母互動，然後在家庭之外與同儕互動。

社交無能的壓力

在我和莉莎的個別會談中，莉莎常抱怨她的同學，有男生有女生，不喜歡和忽視她，對她想要發展友誼的努力視而不見，也不讓她一起參與活動。莉莎舉了一個例子

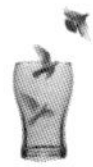

說明這問題，最近班上曾一起旅行去一個遊樂園，去程在巴士上的時候，莉莎在一位很受歡迎的領袖型學生後面比了一個猥褻的手勢，有人告訴那位同學，他就來面質莉莎。莉莎剛開始否認有這麼做，後來她承認了。

她說，那天當她被分配到的那一組人下車後，很快地全都跑掉了：「丟下我一人，整天自己一個人在遊樂園裡走來走去。那是我這輩子最糟的一天。」我問她，妳在巴士上為何要比那個手式？她說：「我在挑戰權威。青少年都是這樣做的。」當被整組的人丟下後，莉莎還搞不清楚小組的同學並不認為她的行為是恰當或者好笑的，尤其，她針對的是一個大家都喜歡的人。

再下來幾個月，我們討論了其他的例子，都是讓莉莎覺得受傷和訝異不解的，她不懂為什麼同學無法懂得她的幽默。經常，她的幽默雖然好笑，但詭詐；有時，很顯然地就是不恰當。經過討論許多實例，我才能讓莉莎明白有些玩笑可能很好玩，有些可能會帶來負面的反應。對有些人而言，做這樣的判斷並不容易，教一個八歲小孩解二次方程式，都比教像莉莎這樣的人去判斷開何種玩笑是不妥的來得容易。類似這樣的判斷，需要複雜的分析計算，更需要直覺。

有研究顯示，過動兒比非過動兒容易出現人際關係方面的問題和困擾。如在夏令營活動中，和一群不相識、沒有什麼過去包袱的新朋友相處，過動兒可以馬上讓大家都討厭、排擠他。他們常動作太多、不公平地與人分享，與同儕互動才剛開始，很快就開始被排擠。

其中一個研究顯示，從夏令營開始的第一天，過動症患童就開始被排斥，比其他可能被排斥的參與者，早幾天就開始，一直持續到最後一天。他們之所以惹惱別人，不只是因為要求很多，還有因為不遵守一些人際互動的潛規則。因此，過動兒常被留在家中，因而失去機會練習許多重要的社交技巧，如合作、協調、衝突解決等，這些都是每個人一生當中非常關鍵的能力。有些研究人員強調，類似這樣的社交問題，是ＡＤＨＤ執行功能缺損的特徵之一❸。

過動症患者的亞斯伯格障礙

當我聽莉莎談愈多她在人際互動方面的問題，愈顯得她在這方面有問題，比其他同年紀的ＡＤＨＤ患童都嚴重。好像莉莎很難預測別人，尤其是她的同學，對她的幽默會如何回應。當然，事發之後，她就會知道了。她說：「我好像就是有辦法把別人

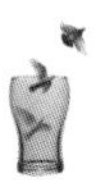

從我身邊趕走……我很奇怪……例如：上英文寫作課，我可以寫很多細節到讓人覺得討厭，雖然我覺得很好玩，就像《辛普森家庭》那樣。」她總是無法理解，為何她的同學們無法體會她這麼有趣的幽默感。

後來莉莎又舉了好些例子，從中我看到她完全沉浸在《辛普森家庭》那種諷刺式的幽默當中。她模仿那樣的方式跟父母親和同學互動，有時非常不恰當，甚至讓自己顯得幼稚和荒謬。雖然她的父母對她這樣也覺得煩惱，但不知如何讓她明白或看到這樣做同學們會如何看她。

莉莎的同儕溝通問題，比一般的過動兒嚴重許多。就這一方面來看，她更像亞斯伯格症候群（Asperger's Syndrome）患者，很想與人互動，但不知道該如何做。

ADHD的患童中，約有百分之二十至五十也符合自閉症類群障礙（ASD）的診斷標準，他們很難估量社交情境、觀察別人如何互動回應，或將心比心有彈性的變換其角色與行為。

雖然許多過動症患者，在同儕相處方面有困難，其中有些是因為同時有典型的自閉症類群（ASD, Autism Spectrum Disorder）的障礙，如亞斯伯格症候群。最近有研究比較ADHD以及自閉症類群的孩子，發現ADHD的患童中，約有百分之二十至五十也符合自閉症類群的診斷標準[4]，他們很難估量社交情境、觀察別人如何互動回應，或將心比心有彈性的變換其角色與行為。

即使很聰明，這些患童很難學習到一些社交技巧，就算別人明說，告訴他們這樣不妥，但他們就是無法體會因應，改換其他不同的方式；而這些通常是很多孩子只要觀察別人如何互動，就能學到的，尤其是大一點的孩子。亞斯伯格的患童，總要辛苦地經過更多痛苦的經驗，運用智力去學習那些對別的孩子來說是本能和直覺的事。雖然莉莎並不完全符合自閉症類群的診斷標準，但她在童年和青春期確實有這方面嚴重的問題和傾向。

遲來的青春期衝擊

部分莉莎的社交困難，來自於她驕小的身材和慢熟的生理發展，她看起來比實際年齡小了好幾歲。雖然她和父母親都從來沒談到這一點，但其實她覺得難為情。當其他同儕都已意識到並在乎各種青春期的發育，莉莎不成熟的身體發育和社交技巧，增

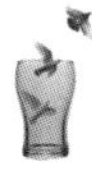

加了她成為代罪羔羊的風險。當有人知道莉莎對《辛普森家庭》電視劇的著迷後，開始叫她瑪姬（Maggie，奶嘴，《辛普森家庭》中的小嬰兒）；有的人直接叫她「小矮子」或「怪物」。尤其在初中和高中時期，許多青少年對還未發育同儕的批評嘲諷是非常無情的。

因為莉莎身體發育上的遲緩，她的小兒科醫師安排她接受專科的檢查，發現莉莎的骨骼發育比她實際的年齡落後了三歲。因此該專科醫生開了生長荷爾蒙處方，一年內，莉莎的發育趕上了進度，不但長高了四吋（約十公分），看起來不再奇怪，只是同齡的女孩中較驕小的而已。

雖然莉莎的身體發育成長減少了不成熟帶來的衝擊，但她那不成熟的幽默仍然讓她被排擠。眾所周知她這個「怪物」，以過度的嘲諷讓自己維持著代罪羔羊的角色。面對這所有的困難，莉莎不改其志和目標，仍想進一個好的大學。她的父親是從一個很好的大學畢業的，而媽媽正在讀一個碩士學位。莉莎也希望有類似的教育成就，雖然頭兩年中學的成績不很優秀，大部分都是C。在這樣的情況下，我建議莉莎做智商IQ和學業成就測驗，以客觀的了解她在認知方面的優劣勢。

莉莎在語文理解和知覺推理的部分指數都相當高，非常的優秀；但是和許多

ADHD學生一樣，在與執行功能有關的工作記憶和處理速度方面，相對較弱，大約是一般平均水準。莉莎的讀寫成就也在平均水準；數學成就落在平均低標。通常IQ測試語文和知覺理解能力如此高的指數，成就測試分數應該不會如此之低。不過，以她在接受治療之前，與父母、老師和同儕之間的狀況和所經歷的，這情形也不太讓人意外。

認識自己的強項，增長中的希望

當我告訴莉莎和父母，她的智商和成就測試的結果時，莉莎對自己的語文理解和知覺推理的高分覺得蠻自豪的。她滿意的笑道：「所以，或許我還有些希望。」我強調這些高指數代表的是她的潛能；雖然目前已在治療當中，但她在某些方面相對較弱，如工作記憶、處理速度和某些學習成就。對莉莎而言，這些有關她認知能力的客觀數據是很重要的。她開始跟自己說，其實自己是個相當聰明的人，將來一定可以做得更好；就算現在的表現和學習不理想，一個較正面的自我影像，對她未來數月、甚至數年持續的努力，是很重要的。

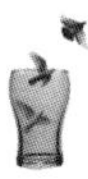

> 許多非常聰明的ADHD學生在智商測試中的認知能力相當優秀，但已可看出其工作記憶和處理速度方面的困擾。

我們在耶魯大學的研究團隊，針對高智商的ADHD患童、青少年以及成年人的研究顯示，許多非常聰明的ADHD學生在智商測試中的認知能力相當優秀，但已可看出其工作記憶和處理速度的困擾[5]。學生們看到這樣的結果，對他們是有幫助的，他們可以知道自己的強項和弱點。當我告訴莉莎結果時，我提醒她不要去跟同學誇耀自己的高IQ，也提醒她聰明並不等於成功。成功是需一致持續以及相當的努力付出。有時，非常聰明的過動學生，尤其有嚴重社交功能障礙的學生，會以吹牛自己的高智商來贏得同學的尊敬，結果常適得其反。

新學校新開始

因關心她在校成績落後、不願上學、心情低落，莉莎的父親建議她去唸寄宿學校，或許會有幫助。莉莎的父親自己本身就曾唸過寄宿學校，對他的社會技巧和學業都有幫助。一開始莉莎害怕離家、離開父母，但其實她也認為去寄宿學校是一個機會，可以開始一個新的社會生活，爭取好一點的成績，也可以幫助自己從父母的衝突當中解套。

拜訪過幾個不同的寄宿學校後，莉莎決定申請其中一家，離家大約開車幾小時的距離。學校接受了她的申請，但堅持要重新唸十年級。雖不願意，莉莎最後還是同意了，並在下學年註冊開始就讀。

開學後兩個星期，莉莎來找我會談了一次。她對學校、老師和課程充滿了熱情，她喜歡她的室友，也參加了學校的體育活動。她說同學很友善，也歡迎她。她說：

「能跟一些孩子整天在一起講話、一起做事，真好。比在家裡整天都自己一個人，或與兩個彼此不喜歡的爸媽在一起好多了。」

莉莎還說她在班上不是唯一父母不和的孩子。才幾個星期的時間，就有幾個同學跟她聊到家中父母間的戰爭，其中有幾對已經離婚了。

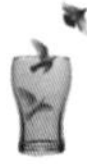

半年後，莉莎帶著學校進步報告來看我，顯然她在課堂準備、考試和參與討論各方面，都進步很多。雖然在寫作的組織條理和完成課後作業方面，她仍需努力改善，老師的評語是「教莉莎美國歷史是一件愉快的事。她很有幽默感，讓人感覺愉快」；「她的化學成績約於全班前百分之九十二，是班上表現前段的學生。」

好幾位老師誇獎莉莎的努力和熱切，例如：「這個學期的影音課上，她表現傑出，不但熱切的往目標前進、努力做出最好的電影，每一次的專案，她都全力以赴。」一個全國隊的教練寫道：

「莉莎為這一季做了完全的準備，整個夏天都在練跑……她的表現都超過期待，成為最佳的選手。除此之外，她還經常鼓勵其他隊友，並以她每天的持續努力立下優良的典範。」

整體來說，莉莎的成績好到可以進入學校的榮譽榜。

羞愧、憤怒和自殘

放完聖誕節假期，春季學期開始，莉莎在寄宿學校的成功，突然之間全都垮了。聖誕節之前，莉莎聽說學校有幾個男生在散播蔑視她的不實謠言。其實她很喜歡其中的兩個男孩，也以為他們喜歡她，她受傷、憤怒很深。她在電腦的省電螢幕上寫著他們的名字，和一些不堪、猥褻的字眼。

不意外地，有一個女孩看到了，就在聖誕假期結束後，告訴了這兩個男同學。這兩個男生當面質問莉莎之後，在學校那不大的圈圈中，繼續散播有關莉莎不實的謠言。莉莎的幾個好朋友也與她翻臉，莉莎再次經歷以前學校同儕集體對她的排斥。在受傷、難堪和憤怒中，她開始自殘，割自己的腿，割痕沒有嚴重到需要縫合，但留下可見的傷痕。

自殘後兩天，莉莎打電話給我，要我幫助她，因為她有衝動要繼續割。我請她父母趕到學校，緊急帶她到我的診所。與莉莎談過之後，我認為她確實需要住院幾天，先穩定下來，控制這以前未曾發生過的自殘行為；然後，再回到學校，面對與同學互動的問題，以及處理一定隨之而來的課業問題。

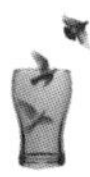

自殘行為不容易評估和處理。有些父母、老師或治療師很害怕見到自殘行為，認為那是自殺的前奏。其實，不見得如此。一個全國性的研究，針對十二到十八歲的青少年調查，發現17%非臨床個案，至少有一次的自傷行為。最常發生的自殘行為包括割傷、抓傷、擊打和過量服藥。第一次發生自殘行為的平均年齡為十五歲。也有其他研究顯示，非臨床就診的自殘發生率也大約是這個比例❻。一個很重要的研究顯示，非自殺性的自殘行為，通常沒有嚴重的精神症狀出現，也通常不會自殺；自殘行為若伴隨嚴重的精神症狀，確實較可能帶來自殺。然而，每一個案的嚴重性和風險，需要專業和謹慎的判斷❼。

莉莎出院後，在家待了幾天，才回到學校。這期間我們見了幾次面，討論回到學校後面對老師、同學等對她的自殘和住院的反應，以及先前發生的事情。學校也安排了一位校園附近的諮商師提供協助，不過莉莎覺得很難跟他相處。

回到學校後，莉莎發現很難專心課業，作業也常遲交，成績一落千丈。雖然老師提醒，這些成績很重要，是將來入大學的重要參考。又過了幾個月，莉莎的友誼恢復了一些，雖然有些同學還是跟她保持距離，不太跟她互動。

克服學校行政管理人員的排斥

春季班要結束的時候，莉莎和父母收到學校的一封信，表示不再邀請莉莎繼續在該校唸高中。莉莎的成績下滑是事實，但那不是學校拒絕她的原因。校長表示，學校無法接受莉莎在自殘之前，沒有跟學校求助；且莉莎出院後，學校安排的那位諮商師認為，莉莎是躁鬱症（bipolar）或亞斯伯格症的患者。

面對學校的決定，莉莎的因應是要求我寫一封信給校長，另外也自己擬了一封信，請學校再次考量他們的決定。她的信寫得仔細清楚，說明了自己的感受，以及她從學校受惠許多，且在自殘事件發生之前，她的表現有多優異。她並表示絕對不會再自殘，會更努力的讀書，好好的完成高中學業。我也寫了一封信支持莉莎，並質疑學校安排的諮商師診斷，我認為那診斷並未基於對莉莎複雜的情況有足夠的了解。

經過與莉莎、父母和校方行政單位，一連串的協商溝通後，終於，校方同意莉莎回到學校就讀；但只能白日上課、參加活動，或有需要時參加晚上的活動，不能住在學校宿舍。因為不能住校，莉莎每天得花很長的時間交通往返。還好，有一個親戚住在學校附近，答應莉莎若第二天白天有課，可以去住在那裡，但周末必須回父母家。

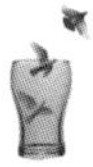

另外，學校還提出一些要求，包括莉莎與我會談的頻率，還需觀察莉莎與同學的互動行為，以確保符合校方的期待。

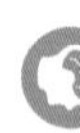

表達決心

莉莎有強烈的決心，要讓學校看到她比住院前還認真讀書和參加體育活動。她暑假努力地練習，爭取參加全國代表隊，以前她曾被選為隊長。她也決定跟幾個朋友培養更為成熟、互惠的有誼關係。

那一年，莉莎以優異的成績和榮譽畢業。教務長說，他從來沒見過一個中學生在學業上如此的突飛猛進。因著她自己的自薦以及幾位老師的大力推薦，莉莎進了一所非常好的大學，不但得到優異的成績，也交到一些好朋友。因為她讀的大學離我的診所很遠，我們不常碰面，但她在第一學期結束時來看我。她說她真的很喜歡大學生活，不但成績都是A，真的很享受有幾個好朋友。她為自己感到驕傲：

「我完全擺脫了那個不受歡迎的奇怪女孩的形象。我學到了有的時候，就是得去適應。我現在比較願意傾聽，少說一些。在別人眼裡，現在的我比較沉靜、放鬆和有趣。我也交到了一些好朋友，我們在一起很開心，且我的功課也很好。」

四年後，我接到莉莎父母的感謝信，莉莎大學以最高榮譽畢業（summacum-laude），是班上最優秀的學生。她已找到一個教職工作，做得很好。不久之後，莉莎帶著畢業證書來看我。

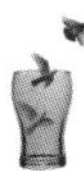

什麼幫助了莉莎

- 家庭會談，發現了家庭中的三角衝突關係，以及兩極分化的親職；這個家庭需要改變其互動模式，以減少互相挑釁激化。
- 讓父母親了解ADHD藥物治療，以及神經興奮劑的反彈效應與午後易怒的關係，進而追加一顆小劑量的加強劑。
- 與莉莎個別會談，了解其人際互動社交方面的問題與困境，增加其對社會線索的覺察，如教練般引導改善其社會行為。
- 智商測驗找出其認知方面的優勢。
- 生長激素療法，改善身體生理發育落後的情形。
- 進入寄宿學校，增加社會生活的機會，新的環境、新的開始，避開父母間的衝突。
- 於其自殘行為期間介入，在校方做出過度反應時，支持莉莎返校就讀，以爭取恢復課業、運動和社會關係方面再次成功的機會。

第八章

史提夫

「三個月前，我太太跟我離婚，離婚後一個月我又被公司解雇，兩件事都與我的過動症有關。藥物對我有點幫助，但不夠。我會被某些事情卡住，然後沒有做真正重要的事。我凡事拖延，總是花太長的時間去做一件事。我很會寫電腦程式，但不會寫自己的程式。」

——三十二歲電腦程式設計師

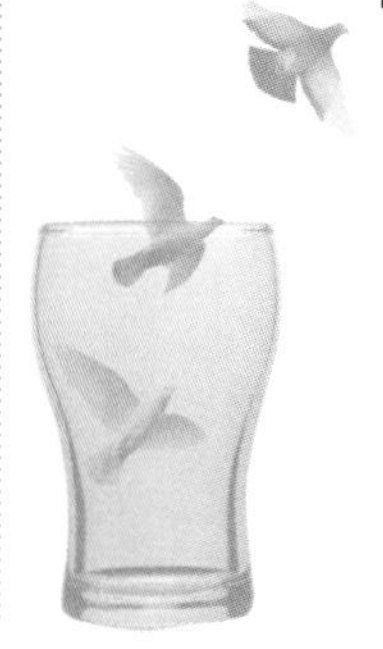

三十二歲的軟體工程師，史提夫，傷心、挫折、煩惱地述說他如何失去婚姻和工作。聽起來，ＡＤＨＤ奪走了他的婚姻和工作，醫師開的藥物並未治好他的病，也無

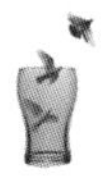

法阻止這些事發生。身為過動症患者，史提夫拿到了資訊工程的大學學歷，又繼續拿到電腦科學的碩士學位。藥物對他的學業是有幫助的，但是並沒有改變他的行為，沒有讓他的妻子不離開他，也沒有讓他的上司不解雇他。

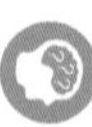

過動症對工作的衝擊

許多人知道ＡＤＨＤ對課業學習和親子關係帶來的衝擊，但很少有研究討論ＡＤＨＤ對職場工作和表現的影響。雖然這方面研究不多，但有研究顯示，以一個群體來看，過動症患者比非患者，失業、請假、被解雇的機率較高，整體工作表現較差，與同事互動較差，較容易在衝動之下變換工作，也較有長期失業的問題❶。但這並不是說所有的患者工作表現一定都不好，許多人不但有穩定的生產力，還表現傑出。現有的資料顯示，注意力缺陷過動症執行功能的缺損，顯著地增加患者在工作上的風險。

我們剛見面的時候，史提夫對失去工作比失去妻子更在意。他說他的主管們一直以來對他寫程式的品質相當滿意，常因此給他很具挑戰性的工作分配。但漸漸地，主管會對他的工作紀律有意見，包括無法準時上班，也無法按時核銷費用等。

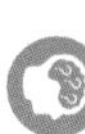

無法辨別判斷別人的感受

長久以來，史提夫不斷地被提醒上述這些事情，但他無法改變自己的行為。公司要求早上九點上班，但史提夫很少在十點三十分前到辦公室。他說他通常六點以前就起床了，然後會反覆地聽一張CD一個小時以上，讀取和回覆許多的電子郵件，其實那些事也可以在上班的路上做的。他說，大部分的日子，他都加班好幾個小時，可以補足早上遲到的時數。但他的主管不這麼看這件事。

另外，公司規定大家每星期按時填寫繳交費用核銷單，以便公司準時撥款將費用付還，因為他們的工作常需出差到客戶的辦公室去工作，有時一出差就是好幾個星期。史提夫說他總是遲交核銷單一至兩個月，主管也已跟他說了好幾次，但他好像不了解主管對這些事情真的很在意，雖然他知道這樣的拖延，是會傷害到自己的。如公司曾經拒付他一筆一萬五千元美金的出差費，因為那筆帳已經跨年度了，前一個會計年度的帳早就已結算了，且事前公司曾不斷地催他要在期限內核銷。

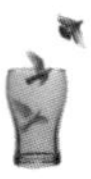

在說明被炒魷魚事件的過程中，史提夫說就算付上了很大的代價，他無力要求自己照主管的要求去做。很顯然地，他面對這種事感到無力的藉口，不但對別人管用，對他自己好像也有用。他好像並不清楚，對這些最基本規定不斷地無法遵守，就是對立和反抗，是沒有藉口的。就算史提夫在專業上很有能力，但現在他新的主管，跟前任的主管不一樣，不接受他這樣的不服從公司規定。

史提夫認為是ＡＤＨＤ讓他常分心，才會有這樣的行為。他常說自己被卡住，很難從一件事情，轉移注意力到另一件事。他說他知道若要準時到達辦公室上班，一定要在八點以前出門，但他就是沒辦法停下來做其他的事，導致總是遲到。

我幫史提夫做初步評估，他確實是嚴重的ＡＤＨＤ患者，先前醫生開的藥物，神經興奮劑，對他也確實有幫助。他說藥物可以幫助他專心，也幫助他在工作時的工作記憶，但對早上起床、下床、去上班沒有幫助。我問他每天何時服藥，他說，都是出門要去上班的時候才服藥。我建議將每天服藥的時間改為清晨一醒來就吃，或可避免上班前不斷分心去做別的事，而耽擱出門的時間。史提夫第二天就去找開處方給他的醫生，三天後就改變了每天服藥的時間。

併發強迫症

從表面上看來，史提夫因有「換檔」的困擾，很難從一件事換到另一件事，不論付上多大代價，也不顧主管的要求，頑固地不遵守公司的各項基本規定。然而，很快地，我發現，史提夫更大的問題不是無法抗拒地過度分心或長期的不會規劃時間，如我懷疑的，另有強大的強迫力量使他繼續手上正在做的事，也就是強迫症（ＯＣＤ），也是許多ＡＤＨＤ患者談到很誇張的「過度專注」（hyperfocus）。

強迫症的特徵之一是認知上的沒有彈性，也就是當環境有所要求、需要時，心智活動仍沒辦法跟著改變；就好比電視選台器總是卡在某一個頻道，沒辦法改選頻道，想要也做不到。影像研究的結果顯示，強迫症的孩子無法從一個心智活動轉換到另一個，這與腦部前額葉的激活度不足有關[2]。

> 史提夫有「換檔」的困擾，很難從一件事轉換到另一件事，表面上看來他頑固地不遵守公司的各項基本規定；同時，另有強大的強迫力量使他繼續手上正在做的事，也就是強迫症。

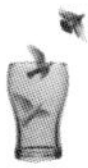

史提夫的另一個問題是無法估量別人的情緒有多強，例如，他不知道主管對他有多生氣。以上兩個問題都有相同之處，就是一股安靜、看不到的力量，抗拒滿足別人的期待。我提出這一點時，史提夫回想，他的父親好像就有這樣的問題，總是無法去做被期待應該做到的事，無論在家或在工作上，雖然他的父親做了一輩子的警官，其工作就是執法，要求別人守規矩。

我問史提夫為何他的太太要離婚，他說她對他沒有興趣了，她有了別的伴。

「她總說我很聰明，也很努力工作，但就是不關心也不在意她，我的心總是在別的事情上。久了以後，聽她一直唸我也很煩。所以當我知道她找到了別人，可以給予她要的，我覺得沒什麼不好。」

一開始，我沒辦法判斷史提夫是否並不如他所說的，那麼不在乎失去他的妻子，或者他在婚姻中也真的不愉快到覺得她的離去是個解脫。他說，原先他的太太「一直」抱怨他不繳帳單，後來她放棄了，就自己處理所有帳單，從他們兩個人的共同帳戶中支付，但還是會唸他。

史提夫知道自己有拖延繳交帳單的問題，但那是因為要處理其他也很實際的問題。一年前，他因連續三年沒有報稅，被國稅局罰了重款；最近他開車在路上被警察攔下，因為他的行照已過期一年；他也曾經好幾個星期沒有服用ＡＤＨＤ藥物，因為沒有安排看診請醫師繼續開處方簽。當談到上述這些例子時，史提夫知道聽來有些不合理，其實他也很痛苦，跟自己發誓過好幾次，該盡的義務一定要去做。

知道了史提夫嚴重的過度拖延，以及無法要求自己從一件事情轉換去做另一件需要做的事，我建議他除了ＡＤＨＤ藥物之外，也開始嘗試強迫症的藥物。在他的同意之下，我建議他的醫生給他抗憂鬱劑氟伏沙明（**fluvoxamine**）的處方，一種選擇性血清素再回收抑制劑（ＳＳＲＩ），治療強迫症ＯＣＤ的藥物。

雖然，我們並沒有期待強迫症的症狀馬上獲得改善，在幾個月提高劑量之後，史提夫說他漸漸地可以適時停止手上正在做的事，去做當時需要去做的事。他也有點得意的說，他現在每天擬好待辦事項，常可以照規劃的去完成。

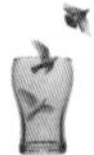

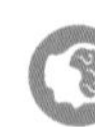

失去藥效

但很不幸地，ＳＳＲＩ藥物的效果對史提夫沒有維持多久，服用六個月後，史提夫漸漸覺得沒有效果，對工作的幫助也沒有那麼大，且讓他覺得昏睡。然後，強迫症的症狀回來了，他又開始被卡住，反覆地做一些事情，而沒有去做真正需要做的事。他的醫生同意我的建議，慢慢降低ＳＳＲＩ的用量，改用三環抗憂鬱劑鹽酸氯米帕明（Clomipramine），當ＳＳＲＩ無效時可選擇的另一種不同的藥物。一個月後，史提夫表示比較沒有昏睡的狀況，晚上也睡得比較好，強迫行為比較控制得住了。同時在服用的ＡＤＨＤ藥效也很好。

婚姻當中的無法同理

當我們深入談到史提夫的婚姻問題時，他說他太太不只抱怨他不管家裡的事，也抱怨他常出去和朋友溜直排輪、打排球，但不花時間跟她相處，而她對那些活動沒興趣。他太太還抱怨他花太多時間在電腦上，甚至到半夜。他說，他常被「卡」在電腦上，無論是逛網路、玩遊戲或看黃色影片。

當談到太太的那些抱怨時，史提夫的態度充滿了不耐煩和怨懟，看不出他可以同理妻子的挫折和感受。他的焦點都在如何處理太太的問題：「當有人每次都跟你講同樣的事情，一直批評你的時候，總有一天，你會希望她能停止。」他好像滿高興這個婚姻能結束，雖然偶而他會露出一點失落感，提到一個人的寂寞：「我想我們兩人從沒有找到方法，好好的彼此溝通。」

我問他，他們之間是否曾有溝通得不錯的時候，史提夫告訴我，從兩人開始交往，他們之間就從來沒有溝通得好的時候。因為父母親是朋友，他們兩人從小就認識，大學畢業後，兩人覺得或許可以考慮結婚，雙方家長都認為事不宜遲，應儘快成婚。事情就好像他說的那樣，他從來沒有強烈想要結婚的渴望，只是不想讓父母親失望。或許他的太太也沒有那麼想要結婚，但一直抱著希望，或許有一天，他們的關係會改善。

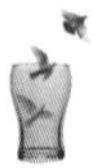

婚姻中的ADHD和挫折

除了一些研究過動兒父母親的親職技巧，很少有針對ADHD成年人戀愛和婚姻關係的研究。

一個比較成年過動症患者和非患者的研究結果顯示，ADHD患者的親密關係穩定度較低，且離婚率較高[3]。另有研究顯示，三十歲左右的ADHD患者中，在當時的那個社區，與伴侶住在一起的少於40％，屬於常態的少於75％[4]。

該研究的作者，針對每位參與研究的人進行臨床訪談。研究者發現，那些接受訪談的過動症成人患者，在情緒上或社會化方面都比較晚熟，其中許多還是單身，很多幾乎到了三十歲之後才準備好要認真的交男（女）朋友。此研究的作者假設發展持久、親密的伴侶關係，是所有人類的常態行為；當然，這樣的假設是可被質疑的，許多非ADHD的患者雖沒有親密關係，也有滿足美好的生活。

一個比較成年過動症患者和非患者的研究結果顯示，ADHD患者的親密關係穩定度較低，且離婚率較高。另有研究顯示，三十歲左右的ＡＤＨＤ患者中，在當時的那個社區，與伴侶住在一起的少於40%，屬於常態的少於75%。

在少數發表的研究中，有一個是研究成年ＡＤＨＤ患者的婚姻困難的，患者被伴侶抱怨最多的是[5]：

- 不會整理，拖延，不會主動或完成家事，忘記該做的事
- 容易爭吵、挑釁或誤會別人，不會陪伴、支持其伴侶
- 沒有組織條理，懶惰，無能，沒有彈性
- 不會理財，對家中經濟貢獻不多
- 容易發脾氣，無法預測，情緒化，沒耐心，容易受挫

不是所有過動症患者在關係中都有以上的問題，但這些問題全都出現在史提夫和太太的關係和生活中。就這一對夫妻而言，另外還有兩個根本的問題。第一，史提夫開始來看我的時候，他好像並沒有很想要和女人發展親密的關係，包括與他結婚的妻

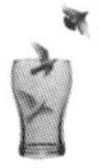

子。而且，那個時候的他好像缺乏了一些人格方面的基礎，那是與人發展出成熟滿足的親密關係所必須的。史提夫說，沒有疑問地，他的性取向是異性戀者，看黃色影片的時候會被撩起，但他對太太沒有興趣，無論是在性方面或者任何其他方面。他覺得她也對他沒興趣。他在青春期和大學的時候，曾和不同的女性有幾段短暫的關係，但都沒有想要發展為長期的關係。

第二，無論是與他的上司或妻子的關係，史提夫好像都嚴重的缺乏同理心，持續的無法了解別人的感受，以及不理解為什麼對方會做那樣的事，他也無法表達出任何意願或能力，去考慮對方的需要和感受。

交織的過動症和自閉症類群障礙

近年研究顯示，有相當比例的ＡＤＨＤ患者同時有嚴重、長期的人際關係方面的問題，非常類似亞斯伯格症和其他自閉症類群的障礙。他們缺乏與其年紀相符的同理心，持續地出現社會互動和人際溝通的困難。最近的一篇文獻提出是否ＡＤＨＤ和自閉症類群障礙為「一種總體疾病的不同表現」[6]。基因方面的研究也顯示自閉症和

ADHD之間的重要關係，兩者好像也都主要與基因有關[7]。

近年研究顯示，有相當比例的ADHD患者同時有嚴重、長期的人際關係方面的問題，非常類似亞斯伯格症和其他自閉症類群障礙。

在我與史提夫的會談間，我不認為他有解離或沒興趣與我互動的問題。他尋求我的建議，與我有眼神接觸，也有些溫度。因此，我很訝異聽他反覆述說他的上司和太太一直因他而挫折和煩惱。但同時，我感覺他和太太及上司之間沒有連結。他社會互動能力的缺損，在這種長期、需要互惠的關係中最為明顯。

史提夫說他很喜歡跟一群人出去，一起參與活動。他很熱衷地分享與朋友一起溜直排輪以及一起參與排球比賽。他的話不多，也不談個人私下的事。他和朋友之間的互動限於團體和活動參與，不會進一步發展成為好朋友。無論是婚姻、工作，還是參與活動，史提夫好像總是獨自一人。他與人的互動，就像很小的小孩子在玩，在彼此旁邊，但各玩各的，沒有互動，如平行遊戲（parallel play），直到孩子們學會了互動的技巧，體驗到了有互動，一起玩的愉悅。

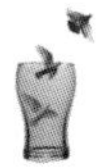

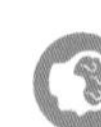 有限的維持親密的能力

一位很有名的記者和音樂評論家提姆佩吉（Tim Page），寫了一本非常好的書《平行遊戲》（*parallel play*）。他在書中描述自己成長的經驗以及未被診斷發現的亞斯伯格症。他回憶婚姻當中的困擾，在某些方面跟史提夫非常相像：

「當時我二十一歲，我認為應該是可以結婚的時候了。很抱歉，我得說，這是個冷血又務實的決定。於是，我跟我最好的朋友結了婚，一個非常聰明、有直覺力的女人……但當時我維持親密關係的能力很有限，我的婚姻就那樣的懸著，無以為繼。她要的是一生的承諾，一心要贏得我的心……後來，突然在無預警之下，她決定離開，不知是因為太孤獨、後悔，還是基於同情，她沒有說為什麼。」❽

依佩吉的敘述，他對妻子的離去感到錯愕，留下毫無準備和困惑的他。直到後來步入中年，佩吉才發現自己身上奇特的組合，亞斯伯格症。有一天，他讀到一本醫學專業人士寫的有關此症的書，他感覺：

「我好像偶然遇見了祕密的自己，對，我就是那樣，像個電腦人，肢體笨拙，跟同儕和親密的人相處有困難，需要規律和重複，狹隘、奇特的興趣……四十五歲了，我才發現不是只有我像那樣。」[9]

佩吉還寫道：

「早熟，很年輕就有傑出的能力可以整合大量的資訊，沒辦法跟一群人、同儕熟稔地混在一起，對社會規範無感、忽略，高智商，很難轉換調整，專注很細節的事…。」[10]

請注意，這裡並未寫到沒有同理心。

除了ADHD過動症和強迫症之外，史提夫還有亞斯伯格的特質，並不符合嚴重的自閉類群的障礙。在大部分的社交場合，史提夫只是顯得害羞和保守。然而，當

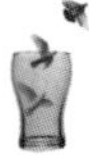

ＡＤＨＤ執行功能缺損和無法轉換專注焦點，再加上亞斯伯格的無法同理別人的感受及觀點，交織重疊在一起，導致史提夫同時失去了妻子和工作。

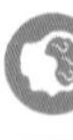

面對失去，繼續往前

失婚和失業六個月後，史提夫找到了一個類似以前的工作，電腦程式工程師。但因為新工作離我的診所太遠，在別的州，無法繼續我們的療程。六個月後，他來看我，告知他的近況。他說他持續服用過動症和強迫症的藥，以減輕過動症狀和過度的強迫症行為。他說他新的工作表現，比較有效率了，也比較注意上司要什麼，會準時核銷費用。他也提到，婚姻並不是他想要的，跟幾個朋友打打排球就好，那樣的社交生活對他已足夠，至少到目前為止是這樣。我的回應是，人可以有不同的方式過生活，我並沒有這個責任一定要把他推向另一段親密關係，除非那是他自己想要的。

什麼幫助了史提夫

- 會談治療，讓史提夫面對他自我防衛的憤怒和藉口；同時，發現史提夫調適態度和行為的優勢，以因應工作和社會關係的需要。
- 調整ＡＤＨＤ用藥時間，解決每天早上的問題和需要。
- 發現其強迫症行為和問題，在認知方面的缺乏彈性，加上ＡＤＨＤ無法順利轉換注意力的功能缺損，了解兩者重疊交互作用下帶來的困境。
- 增加選擇性血清素再回收抑制劑藥物治療，以處理其強迫症的問題；並在ＳＳＲＩ失效後，轉換選擇其他藥物。
- 讓史提夫認識自閉症類群方面有關同理心的缺損，與其失婚和失業的關係。
- 支持他尋找新工作以及不需要另一段婚姻的決定；了解他在親密關係方面能力的限制，以及沒有太大親密關係的需要。

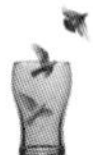

第九章

蘇

「直到唸中學的時候，我的成績都不錯，也沒什麼問題。現在，每個人都認為我沒希望了，因為我哥德式的穿著（譯註：現代哥德風，受到二十世紀末哥德人領土上的吸血鬼傳說流行影響的一種服裝的風格，以黑色系為基調），而且不太寫功課。我的父母和老師都因為我交的朋友而瞧不起我，其實他們沒有真正認識我和我的朋友。」

——十四歲高中生

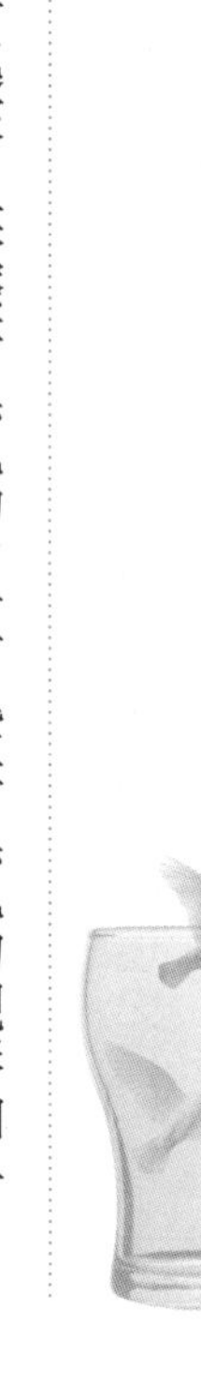

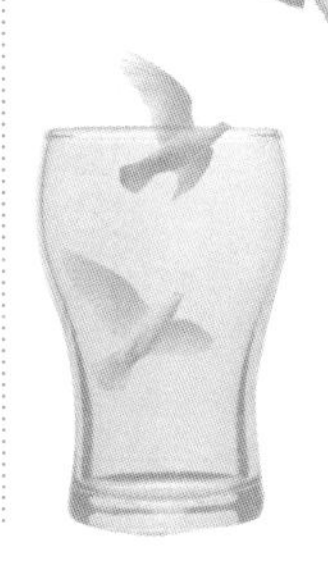

第一次來找我諮商，蘇和母親一起來。蘇擦著黑色的口紅，穿著黑色的襯衫和牛仔褲，還有黑色的皮衣。她的外表打扮宣示著她要以「哥德式」被看見，毫無疑問。

我問她為何來找我，她很快地回答：「就算我想專心，也做不到。我心神恍惚，沒有組織條理，總是遲到，記性也不好。」

但與我約這次的時間、安排行程時，蘇一點都沒浪費時間。她很清楚為什麼尋求幫助，看來是注意力缺陷過動症。

她說明現在是九年級的上半，成績不斷滑落，而這情形從七年級就開始了。

「整個小學時期，我都是榮譽學生，成績都是A，老師給我的評語都很好。我就像是老師的寵物一樣。但上了中學後，一切都變了。我不再巴結老師，課業難了許多，反正我也不那麼在意。我認識了一些新朋友，他們比以前的朋友有趣、也真實許多。」

這是常有的現象，許多非常聰明、又非過動型的過動兒，在小學的時候表現都還不錯。小學時，每天大部分的時間都在同一間教室上課，老師穩定地面對同一群班上的同學，給予相當結構性的教導，不只可以協助課業，也可幫忙處理人際關係的問題。

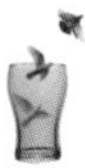

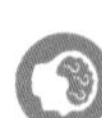

問題從中學開始浮現

從小學銜接到初中和高中，大部分青春期學生所要面對的，不只是較多的課業要求和家庭作業，還有較複雜的學習環境，如較多位不同科別的老師，較多元的作業和資料整理，每堂課換教室或小組，少了老師帶領和監督，較需要獨立自理能力。

> 研究顯示，從小學銜接到中學階段，對過動症學生特別容易引起混亂。

研究顯示，從小學銜接到中學，對過動症學生特別容易引起混亂。雖然許多ＡＤＨＤ的症狀在兒童期的尾聲、進入青春期時，會漸漸舒緩；但進入中學後，其執行功能的缺損會更顯得嚴重[1]。

雖然進入中學的轉變是漸進式的，孩子同時也正在經歷青春期帶來生理上巨大的變化，有的孩子會擔心，自己的身體發育或第二性徵為何還未發育成熟。隨著生理的發育成熟和社會動力的改變，中學生也開始跟父母親爭取更多的獨立自主。許多的學生，隨著青春開始有不同的想法、說話方式和與人的互動方式，無論是對家人或是對外人。

為更清楚這樣的變化，一個以經驗取樣法（experience-sampling method）的研究，深入研究青少年一天當中，在不同時間、不同活動中的主觀改變：

「青少年有時自我中心到令人發狂，有時又無私到讓人感佩；他們的思緒有時像蝴蝶般飄動，有時又可花數小時專注於毫無意義的參與。他們常又懶又無禮，有時又出其不意的充滿了愛和樂於助人。如此的無法預測……這就是青春期……從十二歲到十九歲，非常特別的時期，提供機會讓一個人去實驗……做不同的自己。」❷

父母的擔心和挫折

我們初次會面，蘇的媽媽就表示過去這幾年來，她的女兒變了。她不喜歡蘇現在交往的那些朋友，她尤其擔心蘇愈來愈易怒，而且神秘偷偷地進出。最近，她在蘇的包包裡發現大麻。當母親提到這件事時，蘇插嘴道：

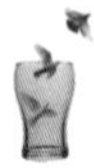

「我跟妳說過了，那不是我的。我只是幫別人拿著，以免他們會有麻煩！我跟妳說過我願意做尿液檢驗，證明我沒有吸大麻。的確，有些我的朋友吸大麻，但我只有抽煙而已，而且也不常抽。那有什麼問題嗎？爸還不是也抽煙，妳也是啊！妳總是把我和其他人都想成很壞！」

她的母親看著我，聳聳肩，搖著頭說：

「你看我們就是這樣的爭吵。我真的不知道該怎麼辦，我最擔心的是她對學校的課業沒有興趣，根本不在乎。她以前是很在乎的，但過去這一年的成績真的一落千丈。」

蘇的母親為了強調她對蘇課業的擔心，她拿給我看蘇九年級的成績單，還有六年級、七年級和八年級的成績單。在看那些成績單之前，我問蘇：「我會看到些什麼？我應該注意些什麼？」蘇說：

「你看六、七、八年級的，大部分是A，有一點B；但到九年級，只有一個B，一個C，一個C-，和三個D。拿D的原因是英文、歷史和科學的期末考沒過，地理和法文正好及格。爸媽以為我很聰明，其實是因為以前我奉承巴結老師，所以老師給我高分。現在可看到真相了，所有主科我都沒過，我沒有他們想得那麼聰明。」

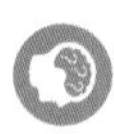

區分「人」和「行為」

她的母親給我更多張紙本，學校的紀律報告，母親說：

「不只是成績，還有她的態度和行為。她上課常遲到，有時會翹課。她會大聲說話，還會發誓，有時對老師很不敬。她在家有時對我們態度也很不好，但以前在學校她不會這樣。」

我問蘇，她是和老師或父母說了什麼，讓自己惹上麻煩，她說：「他們很蠢的時

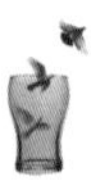

候，我會直接告訴他們……有時會像小孩一樣笑他們，做過了頭點。」她洋洋得意的宣稱：「他們覺得我真是個混蛋。」「那你認為呢？」我問她。她說：「有的時候，老師們真的很愚蠢，有的時候其實我自己也很蠢。」

蘇其實很清楚狀況，這讓我印象深刻；就像一開始的她安排與我的會面行程一樣，讓我印象深刻，因此我說：

「聽起來，妳有的時候確實也是會做些蠢事，不管是在家裡或在學校，但我不認為妳是個愚蠢的人。在我看來，妳是個很聰明的人，聰明到過去這一年，妳會在學校把事情搞砸，那不是因為妳笨。在我這兒，我看到妳是有判斷力的，也很直接，也知道自己的問題是什麼。那過去這幾年到底發生了什麼事？」

家中不曾討論的壓力源

大約有一分鐘，蘇安靜無語。然後開始喃喃自語，說到高中的課業愈來愈難，我同意，但那好像不是主要的問題。然後，她說她和朋友認為她可能有ＡＤＨＤ。我也同意，她可能是過動症的患者。然後我問，還有沒有什麼其他的。這時，她的眼睛裡都是淚，不說話。我問她在想什麼，因為她看起來很傷心。她說：「以前爸爸對我很好，但現在他總是對我和別人發脾氣。」我問她爸爸為何會變成那樣。她說：「他愈來愈糟，走路也跟以前不一樣了，他的帕金森症愈來愈嚴重。」她擦去眼睛裡的淚水。

顯然地，蘇很為父親擔心，但從未與父母親或任何人討論這一點，除了那幾位很親近的新朋友。她的全黑穿著，應該不只有一個層面的意義。

我曾經問蘇和她的母親家中的情況，但這是我第一次聽到父親被診斷出有帕金森症。我們更進一步談這個問題。蘇的母親才說，其實她爸爸在七年前就被診斷出來了，但那時還可以全時間工作，行動也都還可以；直到最近，很容易疲累。這幾年下來，他的行動，尤其是走路，愈來愈僵硬和緩慢，很明顯的不穩定，甚至是拖著走的。他的情緒也愈見不穩，常發脾氣。蘇說，不知道爸爸的情況還會多糟下去，她在網路上看到帕金森症是無法治癒的，直到死去。顯然地，蘇很為父親擔心，但從未與父母親或任何人討論這一點，除了那幾位很親近的新朋友。她的全黑穿著，應該不只

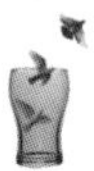

有一個層面的意義。

除了診所的會談之外，我也為蘇做了ADHD的評估、工作記憶和可能其他疾症的檢測。我跟蘇和她的母親說，蘇確實是嚴重過動症的患者，也因父親的疾病，而有嚴重的焦慮和情緒方面的問題。我建議先請她的醫生開立中樞神經興奮劑的處方，先開始藥物治療以緩和ADHD的症狀。我也說明藥物不可能解決現在他們面對的所有問題，因此我也建議繼續多次的心理治療；若有需要，有時父母也一起參與。我提議下一次的會面，邀請父母親一起前來。蘇有些不願意，但還是答應了。

失望的藥物反應

兩個星期後，我們進行了第一次的聯合家庭會面。蘇說她已開始了神經興奮劑的藥物治療，不但沒有改善，還變得更糟。她的醫生依我的建議，讓她從最低劑量開始嘗試，結果不但沒有幫助她專心完成功課。即使是這麼低的劑量，她覺得自己的速度慢了下來，容易發脾氣，很難入睡，且睡不好。她的父母也說，她吃了藥後像殭屍一樣。我馬上與蘇的醫生聯絡，建議停止該藥物，轉換另一種非神經興奮劑的藥物，應可免去負面的副作用。她的兒科醫師馬上同意，第二天蘇就開始換藥了。

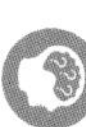

面對挫折，仍有愛

處理了用藥問題後，這次的家庭會談，我們坦誠的討論蘇的父親帕金森症的狀況，尤其最近這幾個月，對其行動和情緒方面的影響。父親知道這段時間以來，在家裡他對蘇愈來愈不耐煩，脾氣暴躁，他為此道歉。但同時，他也告訴蘇，蘇對母親和老師的行為態度，確實讓他覺得挫折和煩惱。他擔心蘇對課業漸失興趣以及成績的一落千丈。

蘇哭了起來，她說她覺得抱歉讓父親擔心，帕金森症已讓父親有許多地方要去適應。父親雙手環抱著蘇說：「我想看到妳更好，妳知道我仍然愛妳的。」

三天後，我接到蘇的母親的訊息，有天晚上蘇的父親協助蘇做功課，蘇放下了戒心跟爸爸說：「我覺得自己完全的失敗，我什麼都做不好，我沒有辦法把任何事做好了。」父親肯定地告訴蘇，他有信心她一定可以把自己找回來，做得更好。但是蘇說她懷疑自己是不是真的那麼聰明。

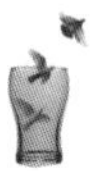

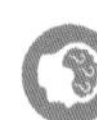

顯明強項，發現弱點

我對蘇的母親訊息的回應是，下個星期約個時間，帶蘇來做智力測驗。看來這是個時間點，客觀的了解蘇各方面的能力，比起其他同年齡的孩子是如何。我認為蘇非常的聰明，我相信客觀的數據結果，對蘇的自信心和自尊心會有幫助。

蘇前來做IQ測驗時，有點緊張，也有點興奮：「我有點害怕，但我真的想知道，我跟其他人比起來怎麼樣。」結果出來，她的智商是在最高的百分之九的頂端。然而，就像許多其他ADHD患者一樣，她的認知處理速度，比起她自己其他的能力差了許多，她的語言記憶能力和她的高智商不成比例。她有點訝異，也有點開心，自己比百分之九十一同齡者的分數高，這讓她對未來有較多的盼望。

幸運的是，改換成另一種非興奮劑型的藥物，對她是有幫助的。幾個星期後，蘇說她變得比較平靜，不那麼容易生氣，可以比較專心的做功課，也沒有先前藥物的副作用。蘇跟我說：「朋友跟我說，我沒有那麼不安，講話也沒那麼大聲了。在家把功課做完，也沒有那麼困難了。」

父母不需過度督促

另外有幫助的一點是，蘇的父母願意接受我的建議，鬆手退後，不要緊迫盯人式的過度督促蘇的課業。許多過動症的學生，確實需要父母協助才能完成功課；但對許多青春期的患者而言，父母的督促帶來的問題往往比幫忙還多。對一些青春期的孩子，父母的參與如同一場長期的戰爭，讓孩子失去了為自己負責的機會，也把他內在的掙扎，是做還是不做，表面白熱化。有時候暫時不做，先停下來，不見得就完成不了。蘇很清楚地想要為自己負全責，準時完成（或不完成）回家作業。幸運的是，蘇的父母夠強，強到可以抵抗想要控制蘇做功課的衝動、欲望，因此蘇可以有機會為自己負責，而且她其實已準備好了。

學校的特殊資源

蘇的成績並沒有馬上突飛猛進。那個學期結束之前，蘇才像雲霄飛車一樣往上衝，雖然又往下掉了一些，但後來整體的發展是正向的。學校行政人員的協助，是很

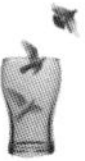

重要的因素。在開始跟我諮商沒多久，蘇的母親就將我的報告提供給學校，學校行政單位同意提供五〇四計劃的協助給蘇。這個方案是以（美國）聯邦法條的號碼命名，內容為學校有義務提供資源給有特殊需求的學生，以保障其在主流班級中受教的權益，包括延長考試時間，頻率較高的督導與回報，需要時的作業規定調整等，以上應依據特殊學生的需要而調整。

看到我的報告後，學校同意延長蘇考試的時間（為一般正常時間的一點五倍）；不處罰她手寫報告的潦草字跡以及每天提供她一段時間，在學校的自習室，有老師協助輔導她讀書技巧以及寫作業。蘇很喜歡那位輔導她、教她讀書技巧的老師，充分利用每天在自習室的時間。有了這些協助之後，蘇第一年高中學業的最後一學期，成績有所進步，不但完成了所有規定的功課和報告，所有主要科目的F都進步到D。

態度和打扮的改變

九月新學期開始，蘇回來看我，她不再穿哥德式的黑色服裝，走進診間時笑著說：「我還沒有完全像一個預科學院生的樣子，但已經不再走哥德風了。」她說整個夏天她都繼續服藥，對她的心情有幫助，但在專注力方面，似乎幫助不大，因課業內容已經愈來愈難了。蘇的父母親也說她的情緒和行為大幅度改善，除了一點小狀況，都是青少年和父母親之間很典型的小問題，一、兩個小時或最多一、兩天就沒事了。同時，他們認為蘇現在最在意的是幾個非常挑戰的科目，或許可以考慮調整用藥，看看有沒有幫助。

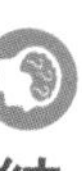結合ADHD藥物治療

跟蘇和她的父母談過後，我與她的醫師聯絡，因先前是從最低劑量的神經興奮劑處方（Stimulant Medication）開始的，我們討論是否可能早上一次神經興奮劑，放學時服另一劑型的藥物，以協助晚上的作業和讀書。醫師同意這樣做，幾個星期後，蘇表示這樣合併兩種藥物的效果不錯，白天上課時較專心，也對放學後做功課有幫助，而且這次沒有什麼副作用。同時，自習室和輔導老師的協助仍在持續中，對她有很大幫助。因為她當時的狀況不錯，跟夏天看的那位心理師也有進展，我們都同意她和父母每周去看那位心理師，複診時來看我即可。

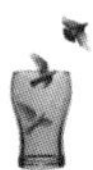

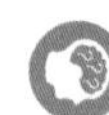

繼續進步

有了第一學期的進展後，蘇和父母來找我覆診時，蘇臉上發光，默默地遞給我她的成績單，都是C，只有一科B。老師的評語：「學習態度正面、優秀又努力」，「主動積極」，「努力認真、家庭作業對成績有幫助」，「課堂上穩定參與，讀書技巧有進步」。父母更是大方的讚美蘇，說她自己進步這麼多，並沒有讓父母親費心太多。現在除非蘇提出需要父母幫忙，他們不會主動協助，而蘇也不太需要。

再下一次的回診，蘇又是一大進展。她假裝傷心地遞給我成績單，當我看到成績時，驚呼一聲，她驕傲的說：都是A或B。她再遞給我另一份證書：「本月最佳學生」，還附了一封校長的信：「妳的成就和貢獻不只是個人的成功，更立下最佳榜樣，是全校所有學生立志追求的標準。」一年之內，有這麼大的進展，真是不簡單。

在你診斷我有ADHD之前，我在學業和人際關係方面都有問題。診斷之後的藥物和心理治療，完全改變了我的人生。我不認為我可以清楚的說明那對我和我的家庭影響有多大。

再下一次有蘇的消息，是七年以後。她的母親先打電話給我，讓我知道蘇已經從一個很好的大學畢業，已經申請到了研究所，打算成為一位心理師。不久之後，我接到一封來自蘇的信，提到她申請到一所非常好的大學的心理系碩士班，她寫道：

「我是你七年前的個案。你診斷我有ADHD，在那之前，我在學業和人際關係方面都有問題。診斷之後的藥物和心理治療，完全改變了我的人生。我不認為我可以清楚的說明那對我和我的家庭影響有多大，但我對你為我們所做的，深深感謝。我現在正打算攻讀心理，將來成為一位心理師，我要像你以前幫助我一樣，去幫助極需要幫助的人。」

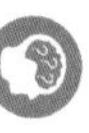 找到優勢，發現社會互動問題

回顧蘇寄來的這封信，我很訝異診斷出ADHD對她的衝擊這麼大。看來專業臨床的評估，發現她成績下滑以及對立反抗行為背後的原因，而且是可處理治療的原因，是非常重要的。

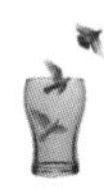

當過動兒受到太多的批評和敵意，或太少從父母或照顧者來的溫暖，會帶來家庭的壓力和過動青少年的對立反抗行為。

我們剛開始會面時，蘇的母親非常受挫、生氣又擔心，既困惑又無力管教女兒的問題行為。她很擔心蘇就這樣走上歧途，無論是學業和社會關係，可能都回不了頭。那時蘇正要上高中，她和蘇每天的對話充滿了質問、批評、抱怨和警告，再加上父親為帕金森症所苦，功能和狀況每況愈下，整個家庭都在與壓力奮戰之中。

以支持代替過多的質問

許多的研究都顯示，當過動兒受到太多的批評和敵意，或太少從父母或照顧者來的溫暖，會帶來家庭的壓力和過動青少年的對立反抗行為。通常，父母親對孩子長期的對立反抗行為，會以負面的情緒回應，造成惡性循環；相反地，父母親的溫暖和支持會降低孩子對立的態度和反抗行為❸。

當蘇的父母清楚了解ＡＤＨＤ的本質和對蘇的影響後，他們開始放下過多的衝突和爭論，改以支持和肯定代替，因此降低了蘇的對立反抗行為。這從那時蘇抱怨爸爸易怒，爸爸的回應，可以清楚的看到。爸爸不但為自己的脾氣不好道歉，也點出他的盛怒來自蘇對媽媽和老師不好的態度和行為。爸爸不但再次肯定對蘇的愛，還以雙手環抱她，並期待她會更好。在我們的會談中，蘇的父母常表現出支持和溫暖。

孕育希望

另一個對蘇的治療很有幫助的因素，是她的父母給她對未來很實際的盼望。當他們了解什麼是ＡＤＨＤ及其影響後，他們減少不斷地警告她可能將面對的失敗；他們較多談到未來的希望，而且他們有信心蘇一定可以作到。他們不會說一些不切實際的話，如「只要妳想要，一定可以做到」這種老生常談。他們知道蘇必須改變讀書方法以及對人的態度，才有可能步向成功。同時，他們從沒有失去過信心和希望。

另一個支持他們相信蘇終將成功的原因是智商測驗。他們經常，不是總是，提醒蘇她的認知能力在最頂端的百分之九，同時他們也誠實地提醒，若不認真承諾與持續努力地發揮潛力，高智商也沒有用。他們不斷地為女兒孕育希望，那是持續努力、追求成功的基礎。

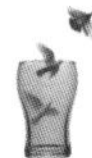

什麼幫助了蘇

- 家族治療，包括蘇和父母親，認識了解她的優勢強項及弱點，同時也認知面對父親的疾病對全家帶來的衝擊。
- IQ和學習成就測驗，幫忙全家認知到蘇的優勢和強項。
- 紀錄證明蘇的特殊情況和需要，運用五〇四計劃的學校特教資源。
- 父母親雖然面對眼前的困境，仍給予蘇支持和鼓勵。
- ADHD用藥調整，發揮藥物最大效益，避開副作用。
- 鼓勵蘇的父母，不要過度管控她在家作業情形，改為抱持希望和支持。

第十章 麥特

「高中的時候，我還有朋友。但到大學以後，我誰都不認識，因為太害羞，不敢交朋友。我總是自己一個人在宿舍房間，吃飯或上課時，才會出去。我變得很憂鬱，然後睡眠也有問題，有些課我已經不去上了。」

——十八歲大學生

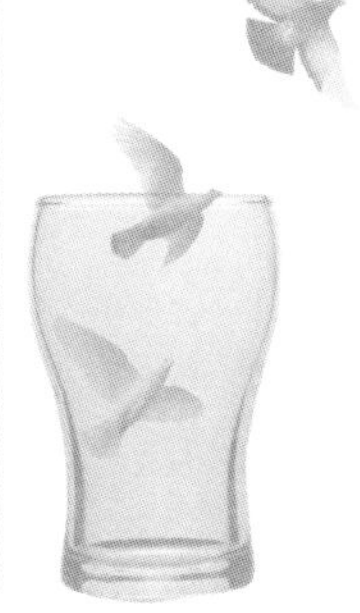

麥特和母親坐在我的診間皮沙發上。他就事論事地描述進大學八個月所經歷的，進入了期盼已久的知名大學，一個新鮮人，可以想像那些考驗對他而言有多痛苦。

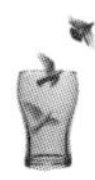

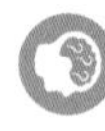

從高中到大學的壓力

跟許多年輕學生或許不一樣，對ＡＤＨＤ患者而言，從高中到大學的轉變特別的不容易和辛苦。對大部分的人而言，離家住校、上大學，不只是住的地方和同住的人突然改變，還是過去將近二十年的生活結構和習慣的改變。

許多年輕人期待上大學的自由。住在家裡，父母親在乎的、可以管的可多了，從幾點回家、幾點睡覺、什麼時候起床、要吃什麼、不吃什麼、有沒有抽煙喝酒、衣服要怎麼穿、有沒有準時到校、功課做完了沒、交些什麼朋友、電腦上網都做些什麼、成績如何、房間有沒有整理、對人有沒有禮貌、跟家人的相處如何等，什麼都可以管。

到了大學校園，許多日常的限制、期待和管教都沒有了，大多數學生歡喜地迎接新鮮的自由。但若自我管理能力未充分發展，例如：時間管理、事情排序、自理能力等，突然生活中熟悉的結構不見了，取而代之的是大片的空白和自我照顧的一堆難題。

失去熟悉的家庭結構，還不是這些新鮮人要面對的唯一挑戰。通常，最大的痛苦是失去從前天天碰面、熟悉的夥伴們，大家一起長大，有聊不完的話題，一起冒險、歡笑，一起經歷失望、夢想和希望。高中以後，大家散居各地，這樣的友情和關係，透過電子郵件、簡訊、電話、Skype或假日回家互訪才能繼續，但那親密感和以前在同一個學校、同一個社區，天天見面，是不一樣的。

突然之間，失去與家人和朋友的互動，再加上第一年大學校園的許多未知與不確定，會讓一些年輕人變得脆弱，覺得害怕和受挫。

突然之間，失去與家人和朋友的互動，再加上第一年大學校園的許多未知與不確定，會讓一些年輕人變得脆弱，覺得害怕和受挫：

> 我是否能交到一起出去玩的朋友？我遇見的人會喜歡我、願意跟我出去玩嗎？我跟得上進度嗎？我的吸引力、運動和讀書各方面能跟別人比嗎？

麥特談到退學，他強調學業方面的困難：上課時無法專心，趕不上大量課後閱讀的進度，寫不出報告。高中時，不是沒有這些問題，「我媽會不停的唸我，最後總是能搞定，也畢業了，還是榮譽學生，就跟我那些朋友一樣。」我說，來到大學，以前雖然

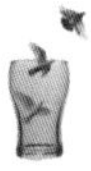

是你不想要、卻是幫助、支持你的以前的力量沒有了，所有的好朋友也不在身邊了。他馬上同意我所說的。

我問麥特，他平時的娛樂做些什麼，他說：「我每天都彈鋼琴，從八歲就開始學琴。我喜歡彈鋼琴，會讓我覺得放鬆。上大學後，我找私人老師，還是有彈琴。那是我一直繼續、沒有停止做的事，直到被退學。」他說他也喜歡閱讀，尤其科幻小說。上大學後，他每天花很多小時在電腦上玩「魔獸世界」（*World of Warcraft*）和「決勝時刻」（Call of Duty）線上遊戲。幾乎每天晚上他都上線玩這些遊戲，直到清晨四、五點。和這些線上的遊戲夥伴一起玩，幾乎是他所有與人的互動了。

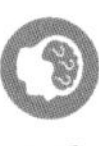

睡眠不足

許多ADHD的青少年和成人很難有健康的睡眠模式，尤其是那些沒有規律結構化生活的人，不一定需要早起，也不見得整天都有課程或活動，晚上也不需要在一定的時間就寢，不需早起以展開第二天規律的活動。剛開始大學新鮮人的生活時，麥特會早起去上課；然後，就是擔心後面的課怎麼去上，因為已缺太多堂課了；再下來，所有早上的課乾脆都不上了，也就沒有在中午前起床的必要；因此，也就有足夠的精力玩線上遊戲，可以熬夜到清晨。有線上的朋友作伴，也不覺得那麼寂寞了。

許多這個年齡層的患者表示，他們常比想要上床睡覺的時間還晚睡，若不是真的精疲力竭，他們很難停下腦中的思考和運轉。

一個比較青少年和成年人睡眠模式的研究結果顯示，就是否容易入睡方面，同年紀的ＡＤＨＤ患者出現障礙的比例高過非ＡＤＨＤ患者兩倍多（百分之二十六 v.s. 百分之十二）[1]。許多這個年齡層的患者表示，他們常比想要上床睡覺的時間還晚睡，若不是真的精疲力竭，他們很難停下腦中的思考和運轉。然後，他們一旦睡著，會睡得很沉，無論已睡了多少小時，會醒不過來，鬧鐘也叫不醒。他們常早上起不來，然後遲到，無法實現答應早上要做的事。對許多青少年和剛成年的人而言，要調節睡眠和保持警醒，本就不容易，對ＡＤＨＤ的患者尤其不容易。

與麥特第一次三個小時的會談，我仔細紀錄了他的優勢和弱點，測試了他的工作記憶，也從來自他和母親的回饋，做了ＡＤＨＤ量表，也讓他們了解有關此症的最新

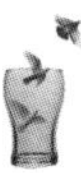

發現，並問他對這些新模式的看法。基於以上的資料，我告訴麥特和他的母親，他不只是嚴重的過動症患者，同時還有嚴重的社交焦慮症和中重度的憂鬱症。他們馬上認同了過動症和憂鬱症的診斷，但對社交焦慮症質疑，麥特從未覺得自己有這方面的焦慮。他還多次在許多聽眾前演奏鋼琴，總是表現得一派輕鬆，沒有顯現緊張的樣子。他知道自己很害羞，但應該沒有社交焦慮的問題。

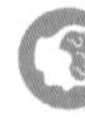

隱藏的社交焦慮

我跟麥特解釋，社交焦慮是恐懼症（phobia）的一種，是超緊張的害羞。當事人一般都可能沒有問題，但若要與不熟悉的人互動，他們會有極大的焦慮，因而會盡量避免。典型的患者常擔心別人怎麼看自己，會不會顯得笨拙、傻瓜或愚蠢，因而有強烈的焦慮。為了避免互動帶來的困窘，這樣的場合他們能避就避。只要沒有參加、不在社交場合，他們就不會焦慮；就好比對貓或狗恐懼症的人一樣，只要沒有貓或狗的場合，就不會焦慮。

聽了我的解釋後，麥特表示，的確，他跟家人或老朋友在一起時，都不會有不舒服的感覺。但唸大學之後，他通常都待在宿舍房間，足不出戶，除非要去洗澡、吃飯和上課。他通常不會邀宿舍的人一起去吃中飯或晚飯，總是一個人去餐廳，一個人坐在餐桌前吃，吃完了馬上回宿舍房間，在那兒只有他自己跟電腦遊戲和線上的朋友。麥特的母親非常訝異，才知道自己的兒子這樣一個人過了好多個月；直到第二學期中，麥特才寫信和打電話告訴媽媽，他很好，也交了幾個朋友了。

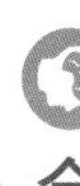合併用藥，ADHD／焦慮症／憂鬱症

處理眼前的問題，我建議麥特與我開始一段心理治療療程，以便我了解更多，並幫助他發展出社交互動的策略。同時，我也建議ADHD神經興奮的藥物治療，當ADHD藥物和劑量使用穩定之後，再針對焦慮和憂鬱，開始嘗試選擇性血清素回收抑制劑。

我問麥特，即將來到的夏天以及秋季，他有什麼計劃。麥特說，這個夏天他打算住在家裡，在附近的社區大學選修幾門課，跟老朋友聚聚，秋季時回到原來的大學讀書。他願意如我建議的開始服藥，並展開心理治療的療程。當時我心裡質疑，麥特是

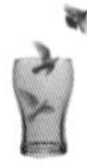

否有可能在幾個月內就準備好，回到以前的大學讀書，他在那兒曾經有過那麼不愉快的經歷。但當時我選擇沒有說出來我的擔心，我們同意下個星期開始療程。

展開治療的第一次，我問麥特他打算修哪些暑期課，還請他多告訴我有關他和朋友的事情。他說還沒有去查課表，也還不知道會選些什麼課。就在會談時間，我請他用我診間的電腦上網查課表，還有相關註冊資訊及截止日期，並請他列印出來。他看來並沒有很積極，雖然他知道現在修的課或許可補足一些因病退學的學分，也是很好的機會可以跟不同的人互動。

費勁地將害羞藏起來

我也問麥特，朋友們都聊些什麼，或聽到些什麼，這一年來，大家在不同的大學校園有什麼感想。他說大部分的人都喜歡他們的大學，也喜歡校園的生活，雖然大學的課業比想像中的難。我問他如何告訴朋友他的情況，他尷尬咕噥地說，他只回應他也覺得好難，但沒有告訴大家他已因病退學，且第二學期的學分等於都沒有修。我們接著討論，如果朋友知道他退學，且失去了所有學分，朋友們會怎麼想或會怎麼說他。麥特說他自己為此失敗感到極大的羞辱。

我們開始一層層釐清將此事當作祕密的合理化理由。麥特說，他的朋友若知道他退學一定會覺得訝異，但應該不會因此看輕他或批評他什麼。他們應該會跟以前一樣的與他互動，而且會支持他。但是，他還是不想告訴大家，只願意承認第二學期的課業真的很難。

我繼續挑戰麥特的逃避。我請他選擇朋友當中的一人，說有件事上次忘了跟他說，請他提醒麥特……我請他當下、在我的辦公室就傳這個訊息。麥特不情願地，寫了，給我看，然後傳了出去。下一次會談時，麥特說他告訴朋友們他在第二學期碰到的困難，如他預期的，朋友們都很關心，然後大家跟以前一樣的跟他互動。

麥特註冊選修了兩門暑期班的課，但是很難主動跟班上任何人開口交談。我們做角色扮演，找出任何可能的話題，在課前或課堂中休息時間，彼此對話演練和同學聊天的情形。他開始嘗試，小有進展，幾星期後認識了兩個人，也知道他們的名字。主動跟不認識的人開口，即使是談幾句表面話，對他都是很不容易的事。

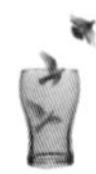

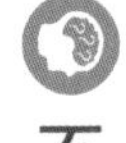

不明智的逃避策略

麥特修的那兩門課，對他而言，並不容易。他非常喜歡其中的一門課，是他很有興趣的主題，老師不只會講課，還很會帶討論。但是，另外那門課每周要交書面作業，他馬上就進度落後了。他對那門課較沒有興趣，老師也很無趣。他說ＡＤＨＤ藥物對他有點幫助，但是無助於進行課後閱讀或每周的書面報告撰寫。又過了一周，輪到他上台報告，他沒有準備，於是翹課；然後再下次的課，因為害怕，就都沒去上了。

麥特的父母親知道他另一門課的進度趕不上。就像以前他唸高中時一樣，他的母親每天提醒和鼓勵，這做法以前一直管用；但這次，很明顯地，適得其反。甚至有一段時間，麥特抱怨就是因為媽媽一直唸他，才讓他提不起勁。但當我問他，這樣的自暴自棄，會不會有其他動機，他的態度緩和了下來。我提醒他，他的父母親說過，如果暑期這兩科沒有過關，他們不會再支付下學期秋季課程的學費。我認為他可能沒想過，其實是他自己還沒有準備好回到原來的大學，當掉一門課是很好的理由，秋季無法回去。

我問麥特，他自己認為秋天可以回到原有大學的機率有多高？可能性百分比？他想了想，推測可以成功回去的機率為45％；等到次年春季班再回去的可能性有55％。我們分析討論這個秋天就回去，還是再等一年到明年秋天較好，兩者的利弊得失。因此，麥特多談了那未完成的新鮮人第一年，有多麼的不快樂和羞愧，因為太害怕和自我厭惡，不太願意談起面對。

我們進一步討論如果這個秋季不回去，是否有其他選項和備案。他強調其實他很喜歡那所大學，但害怕在學業上和社交方面會再度失敗。但是，即使繼續留在家裡，在社區大學修課，所有好朋友都回到各自的大學就讀，他仍然是孤獨一人。兩個選項好像都不是他想要的。

我們繼續討論，麥特決定這個秋天回去是不可能的了，而且也還有心理治療的療程。他建議我們增加會面的頻率，從原來的每兩周一次二小時，改為每周一次一小時。和麥特的父母討論後，他們贊成麥特再留一年在家，同時在社區大學修課，以次年秋季回到原來的大學為目標。

麥特不想在年度中回校，感覺好像一切已開始，中途插入，困難度更高。他的父母親同意這一點，但是建議麥特一邊修社區大學的課，同時找個兼差的工作。他們願意開一張下個秋季學費的支票，他們說：只要麥特成功的在一學年內，在社區大學修

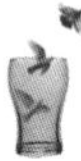

完四門課，他們就願意再付一年的學費。麥特認為這樣的條件是合理的。

秋天社區大學的課程開始，我們也會談了好幾次。他仍然讚美其中一門課很有趣，老師也很棒；另外一門課的老師，簡直就是最佳的失眠治療師。他碰到一個高中同學，也在那個社區大學修課，他們一起參加了學校一個跟歷史有關的社團。

克服社交焦慮，易碎的努力

一個星期後，麥特帶著笑容告訴我，他注意到一位很有吸引力的女孩，瓊安。他說他打算要鼓起勇氣，利用下課的十五分鐘空檔，去跟瓊安說說話。我問他以前跟女孩子認識約會的經驗，他說高中時他和朋友都沒有這方面的經驗：「我們都想要，也都不是男同志，但就是沒人有信心鼓起勇氣邀女生出去約會。我們是一群害羞的蠢蛋，沒有人參加過派對，也沒有人會跳舞。」我問他有沒有考慮去學跳舞，他肯定的說：「絕不！」

又過了幾個星期，麥特垂頭喪氣的來到我的診間，滑進辦公室的沙發中，他說：「我終於鼓起勇氣，約瓊安一起吃中餐，並一起為下次的考試讀書。她回說她那星期沒有空。」我問麥特是否有提出不同的時間，看她是否有空。麥特很肯定的說，除了上課的時間碰面，她沒有興趣跟他出去。無疑地，她一定看出他的「可悲」，她一定不可能跟他出去，無論是吃飯或一起讀書。他說：「我真的想交一個女朋友，但不是現在，現在我與人互動還是怪怪的，很笨拙。」這次的慘痛失敗，將麥特對自己個性和外表的害羞及痛苦又延續了一年。

就在這個時候，麥特請求他的母親不要再唸他的功課和找工作的事了，她愈唸，他就愈不想去做。媽媽說她願意試著不再提醒他，但是看著他一直浪費時間玩線上遊戲，不太讀書也不去找工作，她實在很難忍著什麼都不做。她甚至會每星期將可能的工作機會列印出來，她認為麥特應該去試試看。

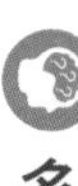

多少有些讓人氣餒

一、兩天之後，麥特真的去找工作了。他走進一家當地的小咖啡店，問是否需要人手幫忙。他們說現在沒有職缺，但請麥特填一張表單、留下資料，如有需要時，再與他聯絡。麥特笑笑：「我有去找工作，就是這樣。」後來，有一個政治拉票活動在

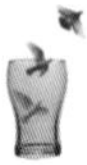

找人手，麥特自願去幫忙當義工，一周去好幾天，有時和另一位義工一起去拜訪潛在選民。我問麥特為何在找工作時那麼緊張，但為這個政治活動做義工好像一點都不緊張，他解釋道那個義工要做什麼事很明確，要說什麼話也都有被交待，一切都很有結構、有規劃的安排好了，比較不會尷尬。

抗拒改變行為

秋季的課業，麥特修得跟夏天一樣，有好有壞。麥特說他有興趣的那門課，他都會參與課堂討論，成績為A；但他不喜歡的那門課，課堂上他不會說話，也翹了好幾次課，不但課後閱讀進度趕不上，也沒交每周的短文作業，更別說還有較長的研究報告要做。他選了一個題目，但沒什麼準備和進度，那時是學期結束前幾個星期，眼見就快到期了。

我建議下次會談時，麥特把他的筆記和電腦帶來，我願意協助他整理想法，開始報告的撰寫。他很有禮貌的謝謝我，但表示他想完全自己來。再下一次的會談，他說他有讀一些該科目規定的閱讀資料，但還是沒有開始寫。他告訴我：

「每天，我坐在電腦前面跟自己說：『OK，我現在要開始寫了。我真的要開始了。』然後，我打開另一個網頁，做點別的事，一直到很晚，又沒有時間寫了。我只好上床去睡覺，跟自己說，或許明天再寫吧！」

我再次的問他，為何不願意把電腦帶來，讓我們一起嘗試開始，或許我可以幫忙找出是什麼卡住他，讓他遲遲無法開始，反正這報告只有五頁長。他想了一下說：「我不想讓你知道我對這主題知道的有多麼少，也不想讓你看到我有多蠢，我無法組織我的想法。」我回應：「所以，你寧可省下在我面前出糗一次，躲掉這次的報告，最後在你父母親和大家面前出更大的糗、更難堪，讓大家都知道你寫不出一個五頁的報告，又被當掉一次。」

我當時是要幫助麥特克服當下眼前的害怕，他怕讓我看到他對要寫的題目所知那麼少；我認為他不願意在寫報告一事上求助，導致又一次的失敗，最後將帶來更大的難堪。

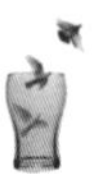

我當時是要幫助麥特克服當下眼前的害怕，他怕讓我看到他對要寫的題目所知那麼少；我認為他不願意在寫報告一事上求助，導致又一次的失敗，最後將帶來更大的難堪。我想幫他看到更遠的壓力——又被當掉一次，而克服眼前當下的害怕。麥特和許多社交恐懼症的人一樣，不斷地逃避眼前害怕的情境，這樣的逃避策略很難改掉，因為可以紓解當下的壓力，馬上見效。有時必須去激化某些更大更強的害怕，以克服眼前的害怕。

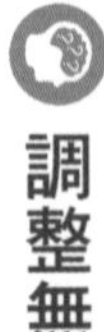

調整無效的藥物

當時，我也跟麥特說，我認為選擇性血清素再回收抑制劑（ＳＳＲＩ）藥物對他的焦慮和情緒低落幫助好像不大。他說，藥物好像讓他比較不憂鬱，雖然有些不舒服的副作用，但對他的焦慮確實沒什麼幫助。我們都同意打電話給他的醫生，停下目前的藥物，改換另一種。我也提醒麥特，不能依賴藥物解決問題。他說他並沒有期待藥物帶來奇蹟，只是希望藥物能讓他不要過於在意別人會怎麼看他。

下一次會談時，麥特帶來了他的電腦，和做那份報告需要讀的資料。一陣摸索後，他想出了一句主旨敘述，然後讓我看了五篇可以支持他論述的文獻，這些資料都來自教授提供的參考資料。我讓他從每篇報告中，畫出一些可以直接引用的重點。

畫完重點後，我建議他在每個畫出的重點之後，用他自己的話，一句或兩句，說明引用的重點是如何支持他的論點。我很訝異麥特很快的就能抓住每一段的重點，然後用他自己的文字說明表達。經過兩次的會談時間，各一個小時，他可以寫的內容已超過五頁。他估計只需要大約四個小時，就可以將所有資料整理成最後要產出的報告。

又一次失敗

經過我們一起準備，後來麥特並沒有將所有資料整理成最後完整的報告，也錯過了繳交報告截止日期。他鼓起勇氣要求延期，慈悲的教授答應再給他一個星期，但明白的告訴他，若一個星期後未繳交，一定會被當掉。結果，麥特還是沒有交報告。秋季課程結束，他一門課得了A，另一門F。

麥特對自己感到失望，但他說雖然沒有完成報告，但並未受到打擊。他已註冊了下學期三門課，要努力三門課都修過，就可以達到父母親開的條件：一個學年內修過

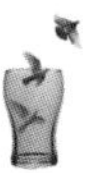

四科。我問他打算如何達到目標，他把課表交給我，他決定下學期開始，每星期密集的和我一起做功課：

「我決定了，不只需要你幫助我在學期末把報告寫出來，還需要你每星期輔導我的功課。我不喜歡跟人求助，但我想那是唯一的方法，這學期我要學習完成作業的方法，然後回去繼續做。以前好像還沒有準備好，現在我準備好了。」

我跟他說：

「聽起來很好。但重點是你是否能堅持，看來你現在更想回到以前的大學，但仍有掙扎。看來你不會忘記，你在那兒曾經有多痛苦，那曾經的害怕不會就這樣消失，它隨時會爬回來。」

結構和監督帶來改變

「我太了解那是什麼了，」麥特說，「我們就開始這樣做吧。」於是，我們兩人就開始研究要如何做，以前麥特是晚上才做功課，我們把它調整為在白天做三小時，然後白天沒有課的日子，晚上再加三小時。他建議把睡覺時間從清晨四點提前到二點，然後早上九點起床。我建議他沒課的日子，至少三天白天到圖書館讀書三小時，在那裡他不可能去玩線上遊戲。他同意在不上課的日子，若沒有讀書滿六小時，不上網閒逛或玩遊戲。

麥特也同意在讀過的資料上畫重點，這樣我可以看出他有讀過，且容易找出重點。他還建議畫一張表格，每天記錄讀了幾小時書，或逃避了幾小時。這樣我們每星期碰面時，可以從表格上看出進展，也可以找出做不到的原因。

除了學業之外，麥特也打算學習如何與不認識的人互動。他認為改善與發展人際互動的技巧，會是下一年度回大學成功的關鍵之一。我們設定目標，他至少要在修的三門課的班上，主動與兩個人交談。他也打算在每班找一個伴，一起為期中考讀書。這個社會互動技巧的學習，對他而言，比學業功課更難。

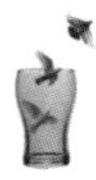

整個學期，麥特的學業和人際互動改變計劃，離完美還有一段距離。有時，他比計劃中少讀了一些，有時課後閱讀進度有些落後；也有些時候，他完全沒有跟班上的人互動。但整體而言，他很努力的與我合作，作業完成方面有進步，也三不五時的會主動跟班上同學交談。那個學期有兩科他拿了A，另外一科得到B。秋天，他順利的回到原來的大學，開始享受大學生活，平均成績為B+。

什麼幫助了麥特

- 會談治療：降低他不願承認面對第一年曾經歷新鮮人的痛苦，並鼓勵他與朋友分享這件事。
- 讓麥特和父母知道他也受焦慮症和憂鬱症所苦。
- 藥物治療：減輕焦慮和憂鬱症狀；改變ADHD藥物，以達藥效。
- 父母親要求需在社區大學先修課成功，才能回去原來的大學。
- 一對一教練式的教導帶領，學習書寫和做報告的技巧。
- 會談治療：針對其因害怕而逃避的行為，如果不挑戰眼前短期的害怕，將面對未來更多、更可怕的害怕。

第十一章
露意絲

「我是教特殊教育的，教過很多過動兒，但從沒想到我自己也患有此症。我的東西總是亂七八糟，很難準時完成文件報告等文書工作，也很健忘。我讀完大學，教了十年書。但去年，因為家裡出狀況，我的ＡＤＨＤ症狀變嚴重，日子過得很不好。」

——三十七歲學校老師

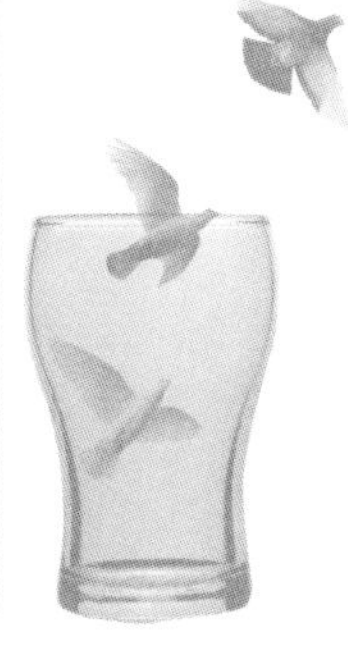

雖然露意絲是位特殊教育老師，教了十年書，也教過很多過動兒，但她從沒想到原來自己也受過動症所苦，直到有一次在一個專業研討會議上，她聽到我有關ＡＤＨＤ的演講，才恍然大悟。她說，從學生時代到教書多年，她一直有無法專心的

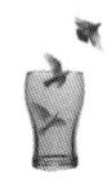

問題，很難準時完成文件報告，沒有組織條理，也記不住聽到的和被交待的事。我問她這些狀況何時開始變嚴重，她說其實這些問題一直困擾著她，直到過去這幾年，家中出了事，情形變得更嚴重了。

持續的哀傷，不斷的失望

我問露意絲，家中碰到什麼樣的問題，她開始哭泣，不斷地流淚。五個月前，她的父親心臟病突發，當時她在他的身邊，拚命努力地為他做心肺復甦術（CPR）：

「我知道應該放下了，但是直到今天，我還是每天都會哭，沒辦法停止看到他躺在那裡的畫面。我好想念他。自一年前我的丈夫受傷之後，父親是幫我最多的人。」

我問她丈夫受了什麼傷。她說一場車禍意外，他沒有繫安全帶，頭撞上擋風玻璃，嚴重創傷性腦損傷，在醫院住了六個月。經過治療後，雖然可以走路和說話，但心情低落，已不是從前的他了。他現在雖然可以做一些簡單不需要技術的工作，但不可能恢復到像以前一樣。我輕聲地說，她在短期內失去了兩個非常重要的人，換做其他任何人，都不可能在短時間內輕鬆恢復的。

雖然露意絲經歷到的失去，是任何人一生當中遲早都會經歷的事，但是這兩件事發生的時間太近。ＡＤＨＤ患者有情緒調節的障礙，在面臨失去和壓力時，通常會比一般人有更強的情緒問題，因此，也可能會比一般經歷類似事件的人更為悲慘。

雖然大部分的人面對悲傷和痛苦後，會慢慢地將「蓋子蓋上」封存起來，將記憶和關注轉移到人生其他層面；但ＡＤＨＤ患者常會「卡」在那個痛苦和擔心中。好幾個研究顯示，過動症患者因為工作記憶的缺損，很難同時處理多項事實和關注點[1]，因為其工作記憶容量的限制，讓他們不容易同時想起有希望的記憶和事實，以調節其當下的憂鬱和焦慮。

ＡＤＨＤ患者的腦神經生理突觸鏈接，較不易對強烈的情緒設下「閘門」以調節之。

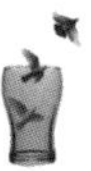

研究顯示，工作記憶容量較大的人，在面對不愉快的情緒和情境時，可以較有效、有餘裕的去處理，比較不會被卡在當下❷。另有研究顯示，ＡＤＨＤ患者的腦神經生理突觸鏈接，較不易對強烈的情緒設下「閘門」以調節之❸。不過，無論原因為何，露意絲被卡在失去父親和先生腦部受創的雙重打擊和痛苦情緒之中。

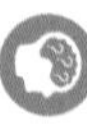ADHD和憂鬱

從第一次諮商，我們就已清楚的知道，如同露意絲自己所料，她是過動症的患者；同時，她還有嚴重的憂鬱症，每天活在痛苦和無望中。大部分的夜晚，她無法睡覺，還有失去食欲和胃口。我先與她的醫生聯繫，開始抗憂鬱的藥物治療，再來就是心理治療的療程。我建議憂鬱症的藥物治療先開始，大約服藥六星期穩定之後，再接著開始ＡＤＨＤ的藥物治療。

幾個月的時間，藥物加上心理治療，先從處理她的罪惡感開始。她一直自責，沒能在第一時間以心肺復甦術救活父親，也氣爸爸就這樣丟下她走了，也為先生的腦傷深深的感到哀傷。慢慢地，她吃和睡都好了一點。

在治療過程中，露意絲談到只有兩件事，可以讓她暫時從深深的哀痛中轉移一點注意力：一是和學生之間的關係，另一是為教室的教材和家中的需要買東西的時候。露意絲一直好想生孩子，但先生的嚴重腦傷讓他們認為不可能盡到父母親的責任。買東西對她而言好像是一種補償，彌補先生的失去健康，彌補那不可能實現的做母親的渴望。先生住院就醫的過程以及出院之後，她一直盡職的照顧和支持先生。

露意絲也一直很喜歡老師這個工作，當她知道可能不會有自己的孩子之後，她更花心思在那些有特殊需要的小學生身上，去滿足他們的需要。她連他們兄弟姐妹的名字都記得，也願意在課後跟孩子的父母長談，甚至幫忙處理其家中遇到的問題，有時超過了一個老師該做的。

另一件能激起她熱情的事，除了教學，就是買東西了。從清倉拍賣到跳蚤市場，周末假日都在尋找可以引起學生興趣的舊書和玩具，也不放過各賣場和購物中心的拍賣打折，以好的價錢買到需要的、想要的或未來可能會用到的各種東西。

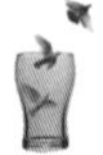

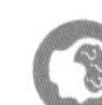

強迫性購物和囤積症

有一天諮商會談時，露意絲說她花太多錢買東西了。我問她這情形有多嚴重，然後很驚訝的知道她有四十件牛仔褲、一百件內衣、二十五只煎鍋和許許多多這幾年買的東西。她說她家擺滿了東西、盒子和袋子，佔據了所有空間和走道，只剩下窄窄的走道從一個房間走到另一個房間，還有她和先生可以坐著看電視的地方。因為廚房和餐桌也都堆滿了高高的東西，沒有地方吃飯，他們吃飯是拿著拖盤吃的。我問她有沒有可能清理掉一些東西，她非常恐慌地驚呼說：「我絕不會那樣做，不能把那些東西清掉。」

> 通常有囤積癖好的人，也有執行功能上的障礙；一般執行功能正常的人，可將其需要和擁有的東西，分出優先順序和整理。

這時，我明白了露意絲那強烈的熱情，要為學生和家中購買和囤積東西，是強迫性囤積症（Compulsive Hoarding Disorder）。近年，強迫性囤積症被視為強迫症的一種；但是，最新的精神疾病診斷與統計手冊重新分類，將其獨立列為一項疾症。以現在的概念來看，所謂的強迫性囤積症，是指一個人持續大量的儲存超過其所需或用得完的物品。通常，東西會塞滿了其生活空間，若把那些物品清理掉，會讓患者極其焦慮。他們收藏囤積的東西，有些是有價值的東西，但也有很多在別人眼裡是垃圾[4]。

通常有囤積癖好的人，也有執行功能上的障礙。一般執行功能正常的人，可將其需要和擁有的東西，分出優先順序和加以整理。研究顯示，半數以上強迫性囤積症的患者同時也患有重度憂鬱症，大約百分之四十也患有ＡＤＨＤ。露意絲說她的母親也購買和擁有很多東西，那些東西根本不需要也用不到。她自己也注意到，自從丈夫出事受傷和知道自己不可能成為母親之後，這兩年來，她這方面的問題比母親還嚴重。一直購買和囤積東西，好像可以彌補她失去一個健康的丈夫和不能生養孩子的空洞。再下來的幾次會談，我們都在討論這個問題，但當時露意絲不認為需要進一步處理這個問題。

經過兩個月的抗憂鬱藥物和心理治療，露意絲說她覺得不那麼憂鬱了，她想處理過動症方面的問題，也就是當初她來找我的目的。她想改善專注力、分心的問題，期望有組織條理的完成文件整理和報告，和有效的運用工作記憶完成該處理的事。

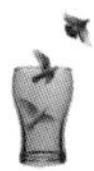

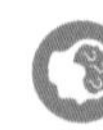

增加服用ADHD藥物

跟露意絲的醫生談了我的ＡＤＨＤ診斷之後，她的醫生也同意在抗憂鬱的藥物之外，增加ＡＤＨＤ神經興奮劑藥物治療。醫生也同意日後與我配合，微調露意絲的用藥方案，以找到最佳的用藥時間和劑量。幾個星期後，露意絲說她大部分ＡＤＨＤ的問題都得到改善，至少整個白天都有幫助。

這個時候，露意絲覺得已比她當初來找我的時候，狀況好了許多。她建議繼續藥物治療，但暫停心理療程。她知道自己還會再繼續心理治療，但不知是什麼時候。我同意，除了鼓勵她繼續服藥，我建議至少每六個星期與我碰面一次，若覺得又有憂鬱情形，可與我連絡。

大約六個月後，露意絲打電話給我，她說她又開始覺得憂鬱，希望很快能見到我。我們見面時，她說其實她已停藥，但她先生的爸爸突然過世，那對他先生和她都是衝擊。雖然她和公公的關係沒有這麼親，但是處理和參加喪禮的過程，勾起了她對父親的回憶。一年前的往事、哀傷、痛苦和無望的感覺又都回來了。

再被燃起的哀痛

再下來的一個月，又有兩個死亡事件，讓她哀痛。一是她在電視上看到一個以前的學生和他的手足，在一場火災中被燒死。露意絲為此每天哭好幾個小時，持續了幾個星期。另一件是以前工作學校的校長太太，因癌症而過世。露意絲說到這位校長：「就好像我的父親一樣照顧我，尤其是在我父親過世的時候。」看著他的太太躺在棺材中，露意絲非常難過，她說：「當應該離開的時候，我不想離開，我不想將他一人留在那個家。」因為她自己的孤單和寂寞，她覺得校長一定會很寂寞，她的母親最近要搬到佛羅里達州去過冬天，直到春天才會回來。最近一連串發生的死亡和離別，讓哀傷排山倒海的再次回來，將她淹沒。

我建議露意絲恢復用藥，也再開始心理治療。一個月後，露意絲接到學校的通知，學校將不再辦她教的自給式特教班，她將被轉調到另一個學校，在那兒她沒有自己的班級和教室。她將於特殊時段，帶著一小組有特殊需要的學生，抽離一般的班級，給予個別式的輔導。這等於是把露意絲和她的孩子們這個家庭奪走，她再也不是任何孩子主要的老師，也沒有自己的教室可以擺設佈置，還被迫離開熟悉的地方和共

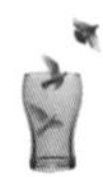

事了五年的同事。

增加的壓力，惡化了憂鬱

短短幾個月內，露意絲又失去了許多，她的公公的過世，敬愛的校長的妻子，以前的學生被火燒死，還即將被調職到新的學校，失去自己的班級和教室。其中沒有一項是她導致的，也不是她能控制改變的。這些痛苦，無論直接或間接，都加重了她的憂鬱和ＡＤＨＤ症狀。在她的公公去世之前，藥物對她的專注和白天的工作，確實有幫助。藥物沒有帶來什麼副作用，但後來服完之後，她沒有複診開處方簽，也沒有預約我的諮商時間。這次，她同意再次開藥和開始心理治療。

因為ＡＤＨＤ執行功能的缺損，在面對這些不如意和困境時，會增加其負面情緒的強度和時間，因為他們無法同時處理保留其他曾發生的事實和感覺，以減輕其現有卡住的情緒。

有關逆境苦難和ＡＤＨＤ的研究並不多。有幾個有關貧窮、父母有精神疾病、婚姻不和諧等對過動兒影響的研究❺，但找不到已發表有關這方面ＡＤＨＤ成年人的研究。我們不可能知道，如果露意絲在家庭和工作方面都順遂些，結果和發展會如何；但以我們對過動兒的研究所知，困境和壓力源的不斷增加，是有可能加重ADHD成年人執行功能的缺損。

因為ADHD執行功能的缺損，在面對這些不如意和困境時，會增加其負面情緒的強度和時間，因為他們無法同時處理保留其他曾發生的事實和感覺，以減輕其現有卡住的情緒。其實不只ADHD患者會被卡在擔心、挫折、悲傷、無望和憤怒當中，很多一般人也都曾有過這樣注意力偏向（attentional bias）的情形，一種偏向擔心、挫折或失望的傾向，而忽略去回想相反的事實和經驗。有些研究指出，長期焦慮和憂鬱的人確有此注意力偏向的情形，但以我們多年臨床的經驗，還有許多其他情緒障礙的人也有此傾向❻。露意絲的沉浸於這些失望和失去的情緒中，是許多ADHD患者也有的情形。

為處理露意絲憂鬱的問題，我和她的醫生都同意增加抗憂鬱劑的劑量，也恢復心理諮商。再下來幾個月的會談中，我知道露意絲的先生很難適應失去爸爸的痛苦，因為憂鬱，他以非常敵對的態度和言語對待露意絲，幾近虐待。那是在他車禍腦傷之前，不曾發生過的情形。他也曾嘗試心理諮商和藥物治療，但好像並未改善他對露意絲的對待。他們兩人也一起參加過婚姻諮商，但沒什麼幫助。

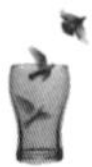

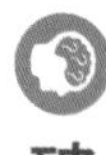

破碎的夢，結束的婚姻

六個月後，露意絲去見律師，她跟先生說她決定離婚。他在暴怒和沮喪之下，威脅會自殺或把兩人都殺了。他自願住到精神病院幾個星期，但是後來這對夫妻還是分居，最後還是離婚了。因為大部分的錢是露意絲賺的，法院判決露意絲須付贍養費。面對破碎的夢想與婚姻，背負著拋棄丈夫的罪惡感，還有看不到的未來，露意絲走不出她的憂鬱。

功能逐漸下降

接下來的日子，露意絲的工作和生活更加艱困。她被調到另一個學校上班，即使她服用的ＡＤＨＤ藥物劑量和時間都已調整，新工作的文書處理分量愈來愈多，那本來就是非常困擾她的工作項目。她被要求所有的方案、介入和進展都要有文件和紀錄，無論是針對個別的孩子或是小組的輔導。孩子的數目也愈來愈多，她無法充分的整理記錄所有文件，也無法有條理的排出工作先後順序。因為焦慮和憂鬱，她的

ADHD症狀更加明顯。新的校長和部門主管開始跟她定期開會，追蹤要求她更新檔案紀錄。

幾個月下來，為了做紀錄、整理文件檔案，露意絲每天加班超過三小時以上，但總無法很有效率的完成那些工作。每次參加督導會議，她都抱著滿手的檔案，但校長和主管每次問到某個學生的情形，她總是找不到相關的檔案文件，且每次會議之後，又都要寫一份正式的紀錄，這一切的要求都增加了露意絲對自己的懷疑和焦慮。露意絲推斷（其實是對的），他們不只是想幫她，其實是在為解聘她做準備，留下過程和記錄理由。

每天加強治療，還要拯救別人

露意絲的憂鬱和焦慮不斷累積增強，終於達到了一個頂點，使她無法再適任該特教老師的工作。學校停止了她的聘任。兩個星期後，因她極嚴重的不安和憂鬱，我轉介她去一家有日間照顧的精神病院。

那家醫院的日間密集門診治療對露意絲很有幫助。她參加了一個小組，其成員

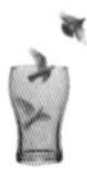

都和她一樣，面臨各式各樣不同的人生打擊和困苦。她說，在那個小組中，她常是那個安慰和支持的人。小組中有一位大她十歲的憂鬱症病人，從租處被趕出來，無處可去，露意絲衝動地邀她去她家一起住，住在那個以前與前夫同住的房子。醫院的人員反對這件事，露意絲不顧醫院的反對，那位小組成員搬進了她家。

很快地，露意絲開始抱怨那位搬進她家的室友，因為她不但要求露意絲每天幫她做晚飯，還要時刻在她身邊。有一個月還在露意絲家打電話，帳單超過一千元美金。還有，這位室友從不做任何家事。照顧這位女士兩個月之後，露意絲請姐姐幫忙請這位室友搬出去。與此事發生同時，露意絲無法再參加醫院的密集治療，因為她的保險到期，不再給付醫療費用。

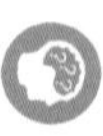

憑著衝動找穩定

而且，就在那位婦人搬出去的同時，露意絲認識了一位男朋友，她很快地愛上對方。他已離婚七年，這期間因為法院要求探視兩個孩子，他與前妻也一直還有互動。露意絲喜歡他的強壯，而且他對露意絲很好。但露意絲告訴我：「他有時候會對我說一些真的很刻薄的話。」我提醒露意絲不要投入地太快，應該花一些時間多觀察這個人。後來，露意絲因此躲著我，幾個月沒與我連絡。

三個月後，露意絲再次來看我，當時已在「匆促間」和那位男友結婚。婚後，她幫他還清了先前就欠下的一萬二千元美金的債務；然後，在沒有保險的情形之下，他開她的車出去，出了兩次車禍。還有，她不知情也沒有同意，他就把她珍愛的東西搬到他在院子裡加蓋的工具間。她後來才知道他已辭去工作，在賣大麻，還用她的加油卡加了超過五百元美金。她跟他說要離婚，以免承擔更多的債務，他本來不願意，但她威脅要去警局報案，他只好同意了。

露意絲回顧發生的這幾件事，找了一個室友，又嫁了一個完全不清楚是什麼樣的人，她看到自己的衝動和欠思考，因為她太想解決現在生活中的難題。她不顧一切地成為別人的照顧者，想要從他們身上得到回報和愛，那些曾來自死去的父親、腦部受創的前夫以及以前班上的特殊學生。現在，全部都失去了。

經過這一切之後，露意絲仍然無業，看來也不容易再找到工作。她跟教師公會申請殘障退休給付，一開始她被拒絕，但公會在詢問過我和醫生的意見後，同意了她的申請。後來，露意絲搬離了這一州，到別州去和願意接納她的親戚一起生活。

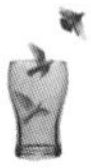

露意絲的故事讓我們看到一個嚴重ＡＤＨＤ的成年患者，經過不幸和災難，有些好像是單純的命運導致，如父親的死亡和丈夫的意外腦部受創；有些是因為她ＡＤＨＤ執行功能的缺損以及伴隨的憂鬱症和焦慮症所造成。最近有針對過動症患者的研究結果顯示，男性與女性都有，去除其他共病疾症，獨立的ＡＤＨＤ不專注和（或）過動症狀的嚴重程度，和生活中的負面事件，如失業、分居、離婚、財務問題、生活水準降低等，是有關聯的[7]。

無以為繼的治療

露意絲無法控制父親的死亡，也無法改變丈夫的意外腦部受創，但她在工作上的不適任導致她失業，與她沒有接受ＡＤＨＤ的治療是有關的。ＡＤＨＤ執行功能的缺損讓她沒有組織條理、沒有辦法處理細節。她不良的工作記憶能力，讓她無法規律的看診繼續拿處方籤，導致沒有穩定按時服藥，也讓她常常忘記或錯過預約的診療諮商時間，即使事前電話提醒也沒有用。有時，她會逃避治療，一躲就是好幾個星期。很不幸的，她和其他病人不一樣，沒有一個親近的伴或親人在身邊，可以適時的提醒和幫助她。

如果她能穩定持續的治療ＡＤＨＤ、焦慮症和憂鬱症，或許工作還可以保住，還可以從教師工作上得到滿足和保障，就像以前十年一樣。很不幸地，在她症狀嚴重的同時，也失去了所有社會性的支持，讓她的治療更無以為繼，於是一連串的不幸讓她最後連自己都失去了。

還好，最後的殘障給付給了她一點經濟上的支撐；還好，她的一個親戚，最近守寡的姑姑，願意伸出援手。她的姑姑邀請她同住，一起照顧她住在附近的兩個孫子，露意絲很高興的接受了邀請，而且後來也真的不錯，她不但照顧了姑姑每天的生活，也有小孩可以照顧，這兩件事都是她可以勝任的。

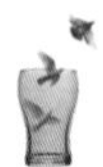

什麼幫助了露意絲

- 會談治療：針對失去父親的罪惡感和悲痛，還有丈夫的意外腦部受創，以及不能生養自己的小孩。
- 憂鬱症的藥物治療。
- ADHD執行功能的評估、診斷和藥物治療。
- 發現和認知到其強迫性購買和囤積症。
- 恢復會談諮商治療，處理離婚及後續而來的生活壓力，和再度被挑起的悲痛。
- 在其功能最差時，轉介到有日間密集治療的醫院。
- 協助爭取殘障退休給付，保障日後經濟支撐。

第十二章 詹姆士

「如果這個月我再無法完成四篇報告，就要留校察看了。我就是沒辦法完成，我以前就有這樣的問題，現在更嚴重了。所有該查的資料，我都準備好了，但就是無法開始寫，連第一段都無法完成。我卡住了！」

——二十歲大學生

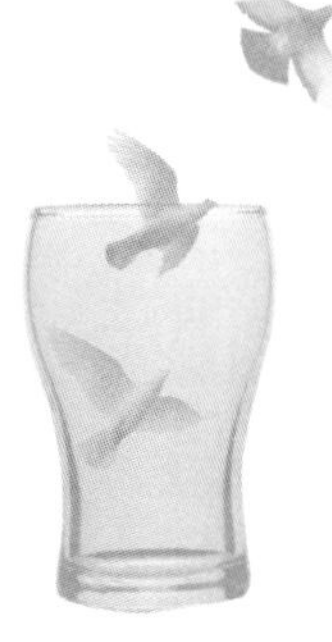

第一次見面，詹姆士的父母在接待室很快的介紹了他們自己，還有他們的兒子。詹姆士站在他們的身後，看起來比他實際年齡小了幾歲，有點害羞，他走上前自我介紹，很正式的跟我握手，但沒有眼神接觸。我們四人在我的診間坐下後，我直接問詹

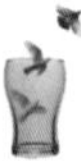

姆士為何來找我，他的母親馬上解釋為何來找我。我再把問題導向詹姆士，他回答：「幫助我寫完欠的四個報告，好讓我一個月後可以回到學校讀得好一點。」

我問詹姆士，如果他從春季開始的整個學期，以及暑期開始的這兩月都無法完成這四篇報告，我如何可以在四個星期內，幫助他完成。「我不知道你做不做得到，」他說：「暑期我得退選一門課，然後可能得休一、兩個學期。我的狀況有點慘。」他的父母馬上再插入，確認他們對詹姆士的信心，並表示他一定可以在截止日之前寫出報告，繼續大三的學業。他的父親再對他說了一句：「我不認為你的問題有那麼嚴重。」就在這個時候，詹姆士伸手握住母親的手，像個孩子一樣，然後一直握著，幾乎大部分談話時間都是握著的。

隨後三個小時的諮商，詹姆士談到他在寫報告時，是如何的被卡住，就算已做了很多準備和資料搜集。他的父親說，他曾經試圖幫忙寫幾個報告，但也幫忙不太多。詹姆士說這個春季以來，他愈來愈擔心和不快樂，每天把自己關在房間裡好多個小時，本來是要寫報告的，後來就開始玩線上遊戲。他也再次保證沒有喝酒或吸大麻。

他的父母回想起，詹姆士小學五年級的時候，曾經被幾個學校的男孩霸凌，因為詹姆士大部分的成績都很優秀，他們說他是勢利鬼。雖然他的父母提這些事的目的是為了強調詹姆士功課是很傑出的，但讓我警覺到他在人際關係方面的弱點，以及他的父母小看了兒子問題的嚴重性，絕對不是只有報告寫不出來而已。

第一次諮商結束時，我跟詹姆士和父母說，看來他的問題不只是寫不出報告，應該是更廣的執行功能問題，符合ＡＤＨＤ的診斷。他的無法分出先後順序、沒有組織條理、無法持續專注努力，還有工作記憶方面的問題，影響他許多生活層面，最明顯可以看到的是寫不出報告。我又說，以剛才詹姆士所說的，他應該也有焦慮、社會互動、自尊心方面的問題。過去這幾個月來，他應該也有憂鬱症的問題。

詹姆士和父母都非常訝異，一個這麼聰明，多年來在校成績優異的人，怎麼可能是過動兒？但我所描述的ＡＤＨＤ症狀和功能上的缺損，確實符合詹姆士所經歷的。他們問我該如何做，因為他們住的地方離我的辦公室很遠。我建議如果他們決定與我展開療程，也期望下個月可以將報告寫完，可以暫時在附近租一間公寓套房，一個星期諮商會談五次，同時展開ＡＤＨＤ藥物治療，先減輕其症狀。我建議這個月先密集治療和完成報告，同時評估規劃九月秋季時再返校就讀的可能性。

第二天早上，詹姆士和母親一起來，決定接受我的建議並做相關安排。父母親幫他租了一間有家具設備的套房，並鼓勵他一定可以在一個月內完成報告，順利在九月

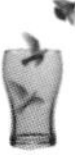

返回大學。他們表示對他有信心，然後，隨即踏上歸程。父母親離開後，詹姆士跟我說，其實他並不像父母親對自己那麼有信心，他並沒有全盤告訴父母上學期有多糟。我們決定將諮商時間分為兩半，一半做為會談時間，主要討論困擾他的情緒和問題；另一半時間聚焦在寫報告，完成最初來找我的目的。

努力的將口語轉換成文字

第二天早上詹姆士準時來到診間。如我要求的，他把電腦、書本、筆記本等寫報告需要用的東西都帶來了。他給我看課表和課程大綱，以及有關報告教授的指示，又詳細的說明他為了這報告，讀了什麼資料、做了什麼準備。我看到他很用心的讀了很多資料，也說明得清晰流暢。同時，我也注意到他沒有畫下可能會用到的相關重點和段落，也沒有看到任何註記或標示。他說一切都在他的腦袋中。

我請詹姆士將他想寫的報告大綱或者草稿給我看，他打開電腦的檔案夾，讓我看他寫的第一段的三個句子。他說他從來沒寫過大綱，也不曾寫過草稿，然後再去擴增或增刪。他總是一次寫下正確的，那就是完稿。所以每一個句子必須完全正確，然後才有下一個句子。我非常驚訝的發現，他在口語說明時，不但流暢豐富，還有明確的事實和日期等，但將這些思想和口語轉化為文字之間，有極大的落差，可說是反差。

> ＡＤＨＤ患者中有書寫能力問題的相當普遍。一個針對族群病例對照研究，比較ＡＤＨＤ患者和非患者的大型研究發現，百分之六十四的男性ＡＤＨＤ患者和百分之五十七的女性ＡＤＨＤ患者，同時也有書寫表達障礙。

ＡＤＨＤ患者中有書寫能力問題的相當普遍。一個針對族群（population-based study）病例對照研究，比較ＡＤＨＤ患者和非患者的大型研究發現，64％的男性ＡＤＨＤ患者和57％的女性ＡＤＨＤ患者，同時也有書寫表達障礙（disorder of written expression）；非ＡＤＨＤ患者族群中，此比例分別為7％和9％[1]。一個臨床研究，針對ＡＤＨＤ兒童和成年人，比較其閱讀、數學和書寫的成就測試分數，三組分數中，書寫表達最低分。其他也有研究結果顯示，有46％至65％的過動兒同時也符合學習障礙中的書寫表達障礙標準；而非過動症孩子中，只有10％有學習障礙中的書寫表達障礙[2]。

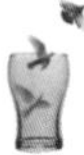

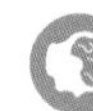

執行功能的缺損對書寫表達的衝擊

許多ＡＤＨＤ患者有書寫表達方面的障礙並不奇怪。要我們運用執行功能，在一張空白的紙上，產生個別的字，串為一個句子，再安排成為段落，比起閱讀和數學本就困難許多。我們在閱讀的時候，需要認得讀到的每個字，知道其意思，然後將它們儲存在相關的記憶位址，再與讀到的上下文字整合，了解全文意涵。對讀者而言，這些需要被處理的刺激，已經寫出來在紙上了，就像數學題的數字。但是書寫的時候，面對的是一片空白，從什麼都沒有到有字產生，再安排組合它們傳達訊息，以可被理解的方式呈現，表達我們的想法或感受。對大部分的人而言，書寫表達比閱讀和數學困難，尤其對ＡＤＨＤ患者有執行功能缺損的人，其工作記憶、組織能力、排序、持續專注和轉換注意力都有問題，書寫表達更為困難。

因書寫表達時，執行功能扮演關鍵角色，我認為詹姆士應先開始藥物治療，舒緩其過動症狀，以面對就在眼前的報告。我們大約花了一個星期微調用藥，調整適合詹姆士的劑量和服藥時間，詹姆士說他馬上感受到藥物對他書寫和持續專注的幫助。這與許多神經興奮劑的臨床報告結果是一致的，藥物對書寫和保持專心有助益。

有關神經興奮劑與書寫表達的對照研究不多，有一個前導研究結果顯示，藥物可改善ＡＤＨＤ大學生患者的書寫和作文，使其這方面能力幾乎與一般非患者相當❸。

有時，技巧的學習和使用與情緒是相關的

雖然藥物對詹姆士的專心有幫助，但並不能教他將想法轉換為文字的技巧，也無法挪走他對書寫原有的情緒，他還是堅持必須確定每個句子是「完全正確的」，才能再往下一句寫。有時，技巧的學習和使用與情緒是相關的。

詹姆士寫報告時被卡住的一個重要原因，是無法將其想法組織與排序。他有一個很大的有關這篇文章的資訊儲藏，那個部分他準備得很好，他有大量的資訊累積，但沒有順序和重點，不知何為主要、何為次要，何者用來舉例，何者作為進一步的說明。當我口頭問他的時候，他都回答得很好，但要產生、組織再下一步的問題，對他是困難的。

他與書寫苦苦奮鬥的情緒，不只來自過去累積的焦慮、過度的完美主義，還有自覺在書寫方面的不足。長久以來，只要面對長一點的報告，他就會有強烈的無助感。

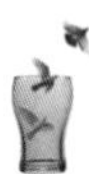

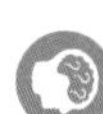

圖像式思考輔助工具，幫助書寫

為了幫助他組織其思考，我讓詹姆士先讀一本小書的幾個章節，有關如何寫研究報告[4]。我也介紹他一個網站（Webspiration PRO）上面的圖像式思考輔助工具（graphic organizer），是許多大學生和專業人士都會使用的。這個軟體可以讓他拉出獨立、分開的橢圓，然後將腦中的想法分別輸入、寫在不同的橢圓中。我在電腦螢幕上教他，如何移動這些橢圓，先決定最重要的，再來下一個層級的，再依不同的關係將其連結起來。慢慢地，他在螢幕上移動那些分層級一團團的橢圓，一旦移動完成後，只要按一個鍵，這個軟體就會將剛剛的團塊圖像，以一般傳統我們看到的報告大綱的樣子呈現。然後，以此大綱為基礎擴展延伸，或增或刪或修改之。

過度完美主義，阻止書寫

雖然這個軟體對詹姆士是有用的，但無法除去詹姆士對書寫的情緒。在過程中，他不耐煩好幾次，想要回到以前習慣的書寫方式，一個一個句子寫。當我問他對已有習慣的彈性，他解釋道：

「我總是覺得我需要將第一段的第一句先寫下來，那樣才是對的，才能再繼續寫下去。然後，我再將那一句的每一個字寫對，然後才能再有下一句……然後再下一句。每一篇報告我都是這樣寫的。因為這樣，每一篇報告都要花我很長的時間，因為要斟酌每一個字都是正確的。除非我確認那句的每一個字都是對的，否則我不能繼續寫下去。教授們通常很喜歡我寫的東西，但是分數不會高，因為我總是遲交。有時，我根本寫不出來，就只好不交了。」

這種充滿了焦慮、完美傾向的書寫情形，不是詹姆士獨有的。這種「一個句子必須完美，我才能再寫下一句」的傾向，其實就是強迫症的一種變異，一種「黏著性堅持」（sticky perseveration）的心理傾向和工作導向；也就是說，當事人若覺得有地方未達標準或不對，就無法繼續下去[5]。若強迫性的一定要用這種方式書寫，而那又是一份很長、很有分量的學術報告時，那個人一定會被這樣的寫法和壓力癱瘓的。面對這又長又強大的痛苦，那個人不是拖延，就是乾脆不做[6]。

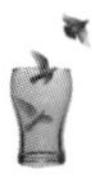

與其要求詹姆士不斷地對抗想要用老方式書寫的衝動，取而代之，我鼓勵他用一種不同的方式，先用圖像整理自己的想法，而不是一開始就書寫。詹姆士把軟體帶回去使用，他說兩天後，我們安排的寫報告會談時間，他會帶一份大綱草稿給我看。

第二天，是我們的心理諮商時間。詹姆士準時到了，但是看起來很累。他說他想寫報告，但是「一如往常，又分心去做別的事，每次要寫報告都會這樣」。每次一要寫報告，他就會決定「先休息半個小時就好」，然後，就在筆記型電腦上開始玩線上遊戲，就這樣一路玩下去，直到清晨三點半，他決定先去睡覺，第二天一早再起床寫報告。然後，他一睡就睡到中午，正好趕得及我們預約的時間。

每天多服一劑ADHD藥物

我問詹姆士，在寫報告之前，是否有服藥，他說沒有。我認為，若沒有服藥，他在寫報告上是不會有進展的。我們討論早上服的藥，到晚上藥效已大致退去，需要一劑加強劑。試了幾天之後，他覺得非常有幫助。先前，早上服用的長效型藥效過後，他在傍晚和晚上無法有什麼生產力。ADHD用藥穩定後，我安排詹姆士開始服用選擇性血清素再回收抑制劑，以處理他長期的焦慮、擔心和缺乏彈性，以及潛藏的憂鬱。

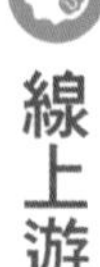

線上遊戲上癮

我很好奇線上遊戲對詹姆士的吸引力，我請他跟我談談最近在玩的遊戲。他描述那有策略的戰爭遊戲給我聽，充滿了炸彈和槍擊。他笑著說，有點不好意思，又有點沾沾自喜：「在YouTube和這些遊戲裡，我喜歡殘忍的看著人被射擊、被炸掉。」詹姆士說，這些遊戲可以把他帶離長久以來的無聊，也可以給他平靜和安慰。我問詹姆士，過去這幾個月還在大學校園的日子，大約每天花多少時間玩遊戲，他說不一定，大約四至八小時，有時候更久，因為只要一開始玩，就停不下來。雖然他不常因此而翹課，但確實讓他沒有時間完成課後閱讀、讀書或寫報告。

> 近年，網路成癮引起許多關注。「上癮」可以有不同方式的定義，可以解釋為習慣性的、難以抗拒的從事某種活動、使用物質，即使帶來明顯負面的結果。

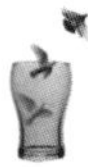

這幾年來，網路成癮（Internet Addiction）引起許多關注。「上癮」（Addiction）可以有不同方式的定義，可以解釋為習慣性的、難以抗拒的從事某種活動、使用物質，即使帶來明顯負面的結果。近年，許多不同的國家，如美國、韓國、中國、印度等，都有許多相關的研究。不過這些研究在定義和研究方法上不同，雖在引用詮釋時有其困難，無論如何，這些跨文化的研究都顯示「網路成癮」約為總人口的百分之六至十五，大學生人口的百分之三至十八[7]。

有關詹姆士的過度沉迷於網路遊戲，我想要了解他的動機和情緒訴求。網路遊戲提供了他什麼，讓他花那麼多時間，又那麼頻繁地在線上。最吸引他的遊戲是大規模的、多人同時上線、角色扮演的遊戲（MMORPGs, massively multiplayer online role-playing games），其中最受歡迎的是魔獸世界，據說二〇一〇年有一千一百萬個遊戲玩家。

在這些線上複雜的虛擬遊戲世界中，每個人可以創造出一個虛擬的化身（avatar）和身分，可以接受任務，能力提昇，還可與其他化身正面或負面的互動，無論每一個化身是否參與，那個虛擬世界都在不斷地演化改變。無論先前認識或不認識，玩家彼此之間可以聊天、談遊戲或個人的事情。

談到玩這些遊戲（MMORPGs）的動機，有幾個不同的面向。其一是成就感，每個化身可以得到更先進的武器和防具，因而挑戰更困難的任務，也可以增加身分地位；第二是社會互動，玩家們可以在線上組成小團體，彼此互動對話，也可以成為好朋友；第三個面向是參與的情緒，沉浸在一個虛幻的世界中。

線上遊戲本身複雜多變，又可匿名參與，玩家們可以有不同的角色，在真實的世界做不到。在遊戲中，他們可以化身為猛烈的競爭者，或強勁有力的掠奪者，與他們在真實世界的面貌完全不同，甚至是他們從來不曾展現出的一面，不用擔心負面的回饋或後果。對有些人而言，玩那些遊戲只是殺時間的休閒；但對有些人而言，在那個虛幻世界中的，是個不一樣、更滿足的自己，而那很重要。

線上遊戲提供許多人一個情緒滿足的機會，類似許多人在現實世界中可以得到的，如參加運動團隊、俱樂部、兄弟會、姐妹會、當兵、做學術研究、工作、約會、結婚等。在有些人的生命中，這樣虛擬的經驗和互動更有吸引力，也或許是他們得到那些滿足唯一的可能和選擇。

我請詹姆士估算、比較他花在線上遊戲和學業上的時間，除了上課的時間以外，他說：「當然是花在線上遊戲的時間多。與人互動做一些事，對我而言是瑣事。我想

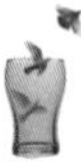

我會放出那種訊息，就是我不想跟別人出去，例如：吃晚餐，對我而言就是去吃飯，不是去社交與人互動的。」我問他所謂的放出訊息，是什麼意思，他舉例說明，好幾次有人跟他說他好冷漠，有距離感。我問他覺得他們的意思是什麼，他說不知道，我認為這就是詹姆士與人互動時，讓人覺得怪怪的原因，即使他對自己與人互動的能力是有信心的。他說雖然他真的很想要有女朋友，但在與女性互動時，感覺最不舒服。

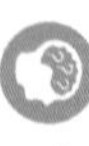

社交焦慮和逃避

詹姆士好像很受挫的說：「這就是讓我覺得很沒有希望的原因之一，不只是寫不出報告而已。大學本來應該是跟大家一起有愉快的時光，但我就是不會，沒有學會如何做。」我們兩人都同意，將此有關社會互動的問題，列入日後療程的重點。

再下來的幾周，詹姆士漸漸地趕上進度，整理他的想法，試著寫報告，雖然過程非常辛苦。只要是一個人工作，他就一直想要上線玩遊戲。我讓他每天至少到公立圖書館幾小時，回來後要報告在那兒完成了什麼，或沒完成什麼。在這樣密集、結構性的支持之下，終於在截止日之前，他完成了那四份報告。

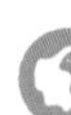 對密集治療衝突的感覺

那個月的最後一次治療，詹姆士和我花了好幾個小時討論，是要回到原來的大學展開秋季課程，還是留下來繼續密集的療程。他發現神經興奮劑對他的ＡＤＨＤ很有幫助，抗憂鬱劑也發揮了療效。但他也發現自己會依賴我跟他在一起時給予他的結構性的幫助，他對自己在社交方面和作業書寫方面，還是沒有信心。他說：「我覺得在這裡，我還有一段路要走，但我知道爸媽一定會要我趕快回大學。」我們談到不只他的父母期望他快回到校園，他自己其實也在拉扯，一方面希望有一年的喘息，好好的治療；另一方面，他也希望快快回到校園，好像沒有任何耽擱一樣，船到橋頭自然直。

當我們與其父母碰面時，詹姆士告訴他們很難做決定。他們一起問我的意見。我說，詹姆士能如期完成四份報告，讓人印象深刻。但我們都知道那是在密集的治療和支持之下完成的，他一個人不太可能在大學校園繼續獨立完成這樣的報告，屆時還要考慮到還有其他的課程同時在進行。

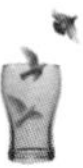

我建議的方案是，詹姆士至少再休一個學期，在附近的社區大學全時間修課，與和他同樣年紀的學生一起修課，以繼續他在課業學習和人際互動方面的操練。我也表示，除非詹姆士還有全時間修課或可抵將來的學分，我不會提供他進一步的療程。我認為，有一個真實的情境實驗是必須的，那樣我和他才能真實的知道他的優勢和真正過不去的地方，他需要一個真實的、可以操練的情境。

我們的聯合會談之後，詹姆士和他的父母相處了一晚。第二天，他們來找我，決定讓詹姆士再休一個學期，繼續跟我密集治療，同時在社區大學修課。待這一學期快結束時，詹姆士再決定是否回到原來的大學春季班，或者繼續療程。

我們都同意，詹姆士與我的療程不應多過兩個學期，或許再一個學期就夠了。詹姆士也可以趁這段時間學習開車、考駕照，這個他逃避了好幾年的事。這樣的規劃和目標，詹姆士都接受了，雖然老實說，他心裡七上八下，五味雜陳。

治療的先後順序

詹姆士和父母親一起到社區大學，辦理不住校但全時間修課，其中有些學分將來回到母校後可以扣抵。一切安排妥當，詹姆士滿眶眼淚地跟父母親道別。幾天後，所有課程即將展開。

當我們為新的課程準備時，我問詹姆士對即將來臨的這個學期，有什麼期待和規劃。非常有趣的，他的第一個目標是跟情緒和社會互動有關，例如「更容易交朋友」、「可以感覺到我的情緒且自在的流露」。有關學業方面，他的目標是「改進我的組織和寫報告的能力」、「有效的規劃工作、早一點開始做作業、不拖到最後一分鐘」。我問他，這麼多事要努力，要從哪一件事開始，他說：「減少線上遊戲的時間。」

從詹姆士的先後順序列表可以看到，他最渴望的是和同儕互動的成功經驗，而這與學業順利成功是相關的。他清楚知道自己花太多時間在線上遊戲，是成功社會生活和學業最大的阻礙；他也清楚地知道如此過度沉浸在線上遊戲中，其實是逃避來自社會互動和課業上的挫折。完美主義帶來的焦慮，以線上遊戲排解，侵蝕掉了他與人、社會互動和讀書的時間。

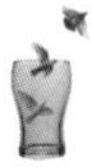

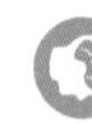

逐漸進展

第一個學期，我們的療程沒有間斷過；第二個學期，詹姆士仍決定繼續。這麼多個月下來，我們每星期都碰面幾次，探討他的不安全感和自覺不足，雖然他其實有很多優點。同時，他也開始改變與父母親複雜的關係，他的父母親傾向過度保護他，並忽略或小看他在社交和人際關係方面的問題。

那一年當中，詹姆士努力與報告的期限奮戰，也努力抗拒再度沉迷線上遊戲中。他的努力大有斬獲，成績表現優異。

第二個學期，痛苦掙扎了許久，他鼓起勇氣去學開車，也考到了駕照。他請我陪他練習駕駛，還有陪他去考駕照。我親眼目睹他害怕承擔開車的責任，和他如何克服害怕考駕照，並往往返返開到學校又開回，還練習開車在社區辦事。這對詹姆士來說，是一大成就，他感覺自己長大了。

這些日子以來，詹姆士也很清楚地看到自己如何以很正式的談話，拒人於千里之外，尤其是他的同學。他還會過度批判別人的努力和看法，他不但會諷刺人，還會刻意避開小閒話，有時那只是人際互動中的一些潤滑劑。他不斷增長的自我覺察，有時來自諮商會談中，他提到的一些困惑或不舒服的經歷。有時我們會角色扮演，由他來做可能不同的回應。一年的治療結束時，我們都同意在同理心和社交技巧方面，詹姆士還有許多可改進的空間，但他相信回到原來的大學，住在宿舍裡，他一定有很多的機會和同學互動，可以繼續練習和改進。

結束了一年的療程，詹姆士順利地如計劃回到原來的大學讀書。雖然生活中仍會有憂慮，但他已準備好一一面對，而不是像以前那樣，如他自己描述的：「好像我什麼都不能做一樣，讓生活自己來撞我。」

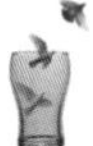

什麼幫助了詹姆士

- 改變環境，與父母親分開，密集心理治療療程，處理焦慮、網路成癮、情緒上的不成熟以及社會互動方面教練式的教導。
- 全時間在社區大學修課，以及一對一教練式的訓練書寫報告。
- ADHD神經興奮劑藥物治療，微調用量和服用時間。
- 發現過度完美主義的衝擊和對書寫報告的影響。
- 挑戰其網路線上遊戲成癮對人際和學業的影響。
- 挑戰他對考駕照長期以來的害怕，支持他考駕照。

第十三章 不被卡住

若要幫助ADHD患者，了解此症的情緒面向是最基本的。本書中的十一位青少年或成年患者所面臨的諸多困難中，情緒方面的問題或障礙扮演了關鍵角色。無論是學校課業、家庭生活、社會互動或職場工作，在與ADHD功能缺損的痛苦奮鬥過程中，千絲萬縷的情緒勾動著他們的挫折、羞愧、沮喪、憂慮等各種反應，卡住他們的人生。

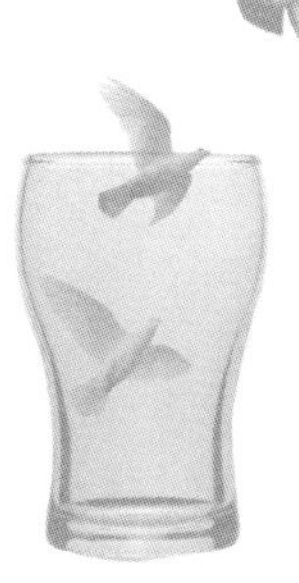

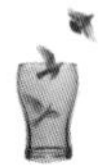

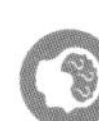

現在有用，未來有害的策略

在這些故事中，我們看到有些個案本身並不是沒有自覺，而是無法忍受當下的情緒，而且找不到出口。為了因應排山倒海而來的痛苦，他們習慣的因應方式，形成了某些行為模式，以面對壓力來源，如逼近的學校或工作報告繳交日期，父母、老師或主管的失望，在新的學校去熟悉一些不認識的人和環境，嚴重憂鬱或生病的父母，垮掉的一段關係或婚姻，被雇主資遣或解雇，親人的死亡……他們以逃避或否認，把自己卡住鎖死在自我打敗的模式中。

從這些故事中，我們可以看到個案以各種不同的策略，暫時地躲避眼前的困窘和害怕。為了拿到學位、完成修課，凱嵐應該走進教室去上課，但她坐在外面的階梯上，隱瞞自己的真實狀況，一次次的欺騙父母；進了新的大學，麥特躲在自己的房間裡，不出去認識些新同學；馬汀過度的吸食大麻，麻醉自己；莉莎自殘割傷自己，以肉體的痛，轉移心裡的苦；詹姆士讓自己上癮沉迷於網路線上遊戲的暴力幻想中。這些逃避困窘、害怕和羞愧的策略，看來可以暫時解決眼前的壓力，但製造了後續更嚴重的負擔和問題。

施工中

如前面提到過，這些注意力缺陷過動症，又不是患者自己去登記來的，更無法憑藉「意志力」(will power) 去解決；更重要的是，患者不要把自己視為人生的受害者，他們需要被認識、被支持，並非只能注定挫折、無助和失敗。許多ＡＤＨＤ患者從治療當中得到幫助，一樣可以有效的工作、發揮潛能。也有許多患者，有著讓人印象深刻的能力和優點，無論是否得到治療，也在人生的不同面向，無論是讀書、工作、社會關係或家庭生活等方面，成功又美好。

我們在本書的故事中看到，好多位患者在人生中的不同時期，雖曾被卡住，還卡得相當嚴重，但最後都能不再被卡住，繼續他們的人生。艾瑞克、馬汀、邁可、莉莎、蘇、麥特還有詹姆士等，最後都成功的拿到學位，進一步追求人生的未來。凱嵐雖然沒有馬上完成大學學業，但她找到滿意的全職工作，一邊工作，一邊繼續修課接受教育。史提夫雖未挽回他的婚姻，但後來的工作穩定，也交了新的朋友。莎拉婚姻幸福，跟孩子相處得很好，也在轉換領域後，找到不錯的工作。露意絲經過了許多的失去和親人過世，最後也找到了新的生活。雖然不見得每一個故事都有快樂的結局，

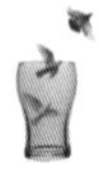

但我們真的看到這些個案，經過打擊和挫折，都贏得了勝利。其實，我們每個人都一樣，都在施工中（work in progress）。

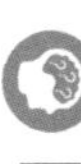

不同的困難、資源和優勢

ＡＤＨＤ也有大、中、小不同的尺寸。有的患者雖是中重度，對藥物治療的反應很好，再加上對ＡＤＨＤ充分、正確的了解，大概知道該如何做，經過藥物和心理治療，都可以過得不錯。有的患者可能需要密集而長期的治療，或許同時還有其他障礙或疾病，使情況變得複雜。甚至，有人的體質，無法接受藥物治療，或受到其他情緒及環境的交織影響，成為治療的障礙，使其問題和治療更加不易，但多一點的努力或長一點的時間，還是可以改善的。

本書故事中患者的障礙嚴重程度，或有其他相關疾症或問題以及和我治療的時間、密集度都不一樣。他們大部分也都曾經過別的治療者診斷或治療，但沒有滿意的結果，或者仍期待不同的治療方法。本書中的故事都不是單純的個案，都需要數月、甚至一年以上的治療。不過，也因為如此，我們有機會更深入了解他們的困境和掙扎，以及如何的不再被卡住。

不再被卡住

當有人被困境卡住，此困境包括ADHD時，以下為三個應採取的重要步驟：

步驟1：評估和充分的說明

首先，應該請有ADHD專業經驗的臨床人員做完整的評估和診斷，包括臨床訪談、量表以及個案的主訴，還有其生活上、處理事情的強項和困難等。這個診斷需將其教育、家庭背景和生活情況也列入考慮。除此之外，還有其認知能力、健康情形、過去和現在的壓力源，以及是否有物質濫用、其他精神疾症、醫療問題等，可從其中找到更可解釋其困境的原因，或使其ADHD不單純的原因。

如果診斷的結果為ADHD，應讓個案及其家人對此症有科學性、完整的了解，並說明最新的診斷和治療的發展。還可舉例說明此症的症狀，並一定要強調此症需要支持和方法治療，不是單單的靠意志力就可以克服的。臨床醫療人員也應提供不同的治療方案選項，以及各方案的利弊得失。討論選項時要小心注意個案或其家人是否有誤會或擔心。本書中邁可的故事，其父母親的看法和態度就是一個例子，可能導致療

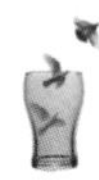

方法選擇上的困難，但態度和看法不是不能教育、不能改變的。

步驟2：選擇治療方案和特殊資源安排

在完整的診斷評估、說明和教育之後，應提出建議並與個案討論，在個案（或包括其父母）的同意之下，尋求最佳的治療方案和特殊資源安排（包括學校、工作等）。如果評估診斷的專業人員可開藥，並有專業的相關訓練，在經過相關醫療檢查後，可提供適當的ＡＤＨＤ藥物治療。

如果診斷評估的專業人員沒有開藥的執照，則應和個案一起跟重要照顧者和開藥的醫生充分的解釋和合作，在必要的相關醫療檢查之後，給予適當的藥物治療，以改善其專注力和工作記憶的問題，以及因情緒而導致更複雜的問題。

● 關於藥物治療

無論是誰開的藥物處方簽，一旦開始服藥，一定要為個案安排回診，了解其用藥情形，包括藥物的效果和可能的副作用。通常，為達最佳用藥的效果，需要好幾次的回診，以便微調用藥的時間和劑量，有時劑量需要降低或增加，還有服用的時間也應注意。本書中就有好幾個個案，經過數次調整，才找到最佳的藥物治療方案。

●**資源安排**　除了藥物之外，有些個案還需要其他的特殊資源與服務，以彌補其執行功能缺損所帶來的影響。有一些學生在校考試時，需要延長一些時間❶，凱嵐和蘇就是從學校這樣的安排中得到幫助。為在學校或工作上得到這樣的特殊教育資源，需要有一些標準測試以符合其規定，尤其是以下的考試：SAT，ACT，GRE，MCAT，LSAT，GMAT或其他大學的入學考試，或某些專業領域的執照或認證考試。

有些ADHD的學生需要一對一的輔導，或個別化教練式的教導，教其讀書方法和調適因應來自學校、職場和人際關係的壓力源；有的甚至需要改變生活環境、工作環境、教育方式或工作；有的需要其他的心理或精神治療，以處理除了ADHD之外的其他病症。

步驟3：尋找適當的諮商輔導或心理治療

第三個幫助被卡住的ADHD患者的關鍵步驟，是支持性的諮商輔導或心理治

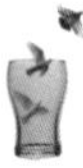

療，協助找到情緒或認知方面的優點或困難，釐清是什麼卡住他們無法於日常生活中有效的運作。有一些需要的是一段時間的療程，經由會談，幫助個案了解ＡＤＨＤ和自己，面對困住他們的問題，找到或發展出因應的對策。

有些嚴重被卡住的個案需要更積極、密集的治療，有時還需家人的參與，一起協助找到最有效的幫助方式。通常，在密集的治療中，治療師會先幫助個案找到衝突的情緒，因為通常會被嚴重卡住的人，是因為有不自知的內在衝突，導致他們被癱瘓而動彈不得。例如：露意絲，反覆地中斷治療；邁可，隱約知道自己害怕離家，好像因為媽媽的憂鬱症；還有麥特，知道他自己想回到原來的大學，但又無意識地讓幾科被當掉，就可以回不了原來的大學，逃避再次失敗的可能。

ＡＤＨＤ功能的缺損，通常在面對新的挑戰時，會更清楚的顯現在學校、工作或發展成長的過程當中，如青春時期；因而某些患者在人生不同的階段，可能間歇性的需要治療。有些人，可能初步的評估和治療就足夠了；但有很多患者，可能在遇到狀況和挑戰時，會需要介入支持和輔導。

同時，過動症患者和家人也要了解，治療效果不是直線型一直往上發展的。從這些故事我們可以看到，有時失望和失敗會回頭、反覆地出現，讓個案覺得挫折又憂慮；有時，有些人會因為再次的失敗，而變得更脆弱，因而放棄；有些人，終將再也爬不起；然而，也有很多人，因著毅力和持續的努力，而有想像不到的成果和進展。

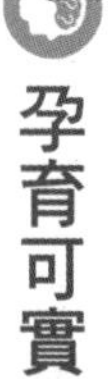

孕育可實現的希望

無論何種型式、多密集或多長時間的治療，一切介入的目的都是要幫助患者及其家人看到可實現的希望。因著盼望和可實現的希望，患者可以持續努力不被卡住，發展自己的強項，克服困難，面對壓力源。可實現的希望不是單純的樂觀，不是不顧患者的限制和現況，一味的鼓勵患者：「只要你想要，只要你夠努力，什麼都可以做到。」這種鼓勵會忽視真正的需要和障礙。可實現的希望是認知與覺察到可能的限制和真正的障礙，然後幫助患者找到方法調整、面對，而活得更好。不被卡住是一個過程，從仔細的評估診斷到有效的治療，通常也包括藥物治療。對許多患者而言，不被卡住還需要支持性的輔導與心理治療，以發現、處理隱而未現的情緒問題。因為有正向有效的支持，許多ＡＤＨＤ患者不但不再被卡住，擁抱可實現、持久的希望，不只活著，還活得更好。

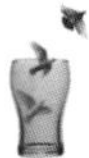

問題與討論

以下的問題，可幫助讀者思考本書的內容，也可用於相關讀書或研討會之參考提綱，可與父母、家人、學生、專業治療工作人員一起討論。

第一章　注意力缺陷過動症、情緒和大腦

1. 布朗 (Brown) 說：「情緒會引導我們注意什麼或忽略什麼，刻意聚焦在什麼事上，或小心避免一些事；衝突的情緒會打斷我們想要去做的事，或反覆不斷地去做我們明知不該再做的事。」在你的生活中，是否有這樣的經驗？或你認識的ＡＤＨＤ患者有這樣的情況？
2. 為什麼ＡＤＨＤ患者會經歷不一樣的情緒？如何的不一樣？這對他們的日常生活和工作表現有何影響？
3. 神經科學家大馬叟 (Antonio Damasio) 認為：「情緒可以完全在意識的雷達之外發出信號。」其意涵為何？
4. 情緒和記憶是如何連結的？不只是過動症患者，對一般人也一樣，這兩項功能是如何運作的？
5. 對一個ＡＤＨＤ患者而言，情緒所扮演的兩個關鍵性角色為何？其中工作記憶各扮演什麼角色？
6. 人們為何描述過動症患者經歷的人生，好像以望遠鏡看球場上的籃球比賽？
7. ＡＤＨＤ及其伴隨的情緒如何影響患者與家人和他人的關係？如何可以降低這些壓力？

第二章　艾瑞克（Eric）

1. 是何種情緒因素導致艾瑞克無法有動力在大學好好讀書？離家到大學讀書的環境改變，對他的影響為何？
2. 艾瑞克的社交焦慮如何顯現？他又如何逃避這個問題？
3. 在處理艾瑞克吸食大麻的問題時，為何以「降低傷害」的方式處理，而不是「完全禁止」？
4. 艾瑞克的經歷可以如何解釋延宕厭惡 (delay aversion) 的概念？面對這樣年紀的人有如此的問題，有何策略可用？

第三章　凱嵐（Karen）

1. 凱嵐在家中扮演的角色為何？為了不讓家人丟臉，她如何使用各種策略以逃避？為何她逃避得如此之久？可以做些什麼減少這樣的逃避？
2. ADHD的功能缺損如何影響凱嵐，讓她無法完成大量的課後閱讀，以及好好的考試？什麼樣的介入會有幫助？可以如何安排？
3. 煙霧警報器(smoke detector)如何說明ADHD患者的大腦功能和情緒？有什麼其他的情緒也可以此比喻來解釋？
4. 後來凱嵐停止全時間唸大學的結果，對她有何好處？對其他的過動症患者的大學生而言，如此的改變成全職工作再兼著修課，可能的利弊得失為何？

第四章　馬汀（Martin）

1. 高智商如馬汀，如果他的ADHD功能障礙沒有被正確地診斷發現和治療，可能會有什麼樣的情緒問題？為何如此聰明優秀的學生一直沒有問題顯現，直到其接受教育的最後幾年？
2. 跟朋友外出聚會時，馬汀從俱樂部逃跑，又在第二天到學校報名舞蹈課，他經歷了哪些衝突的情緒？
3. 吸食大麻如何地在馬汀人生不同階段、治療前後影響著他？就其學校功課、同儕人際關係以及與治療師的關係，大麻是幫助還是阻礙？
4. 當馬汀知道自己必需再讀一年，才能拿到大學學歷時，什麼幫助他克服了無望的感覺？研究結果有關腦部發展的遲緩，以及馬汀和父親都認知到，父親差不多也是到馬汀這個年紀，人生才開始變得比較有生產力，這些事實對他的幫助是什麼？大學念得如此辛苦，又是什麼幫助馬汀碩士唸得很順利？

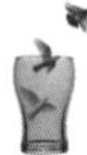

第五章 莎拉（Sarah）

1. 雖然兒童及青春期的莎拉都沒有ＡＤＨＤ的症狀，在她四十歲後期，才顯現的執行功能缺損為何？有哪些症狀更像是ＡＤＨＤ，而不是憂鬱症？
2. 雌激素開始下降的停經前期和更年期，有些未曾有ＡＤＨＤ病史的婦女，是如何地顯現出類ＡＤＨＤ的認知功能缺損？有點像化療後的記憶力或心智功能減退的現象？
3. 為何腦神經心理學的「執行功能測試」無法有效評量青春期及成年ＡＤＨＤ的執行功能缺損？
4. 有關兒時沒有ＡＤＨＤ病史的婦女，到中年才出現ＡＤＨＤ相關認知功能缺損的初步研究結果為何？

第六章 邁可（Mike）

1. 邁可如何描述他在大學的狀況，特別是與情境相關的ＡＤＨＤ障礙？其症狀的變異性，如由一個工作項目轉換到另一個項目，彼此之間有何相似又有何不同之處？如何影響邁可和他的父母？
2. 許多學生說他們吃過從朋友那裡拿到的ＡＤＨＤ藥物。他們為什麼要這樣做？如此的實驗有何好處或風險？為何這樣做無法測試出一個人是不是ＡＤＨＤ患者？
3. 請描述邁可可能的自我影像。這些影像從何而來？隨著這些影像而來的情緒為何？對他的表現有何影響？
4. 藥物和心理治療對邁可的幫助為何？如何幫助他面對社交焦慮、約會、擔心父母和轉換大學主修的難題？為何在初步評估時，這些問題都沒有顯現？

第七章 莉莎（Lisa）

1. 藥物的反彈效應如何影響莉莎和她的家人？這些難題又是如何解決的？
2. 如果說莉莎的父母是兩極化的(polarized)，那是什麼意思？如何以三角關係描述莉莎父母親之間的互動關係？其間有著什麼樣的情緒？可以如何解決？

3. 莉莎與同儕之間相處的困難，哪些是典型的過動兒會有的狀況？哪些比較像青春期的自閉症類群障礙症患者的行為？
4. 經歷了失望、羞辱、生氣和自殘，是什麼因素加添了莉莎對未來的希望？父母親如何幫助她？老師和教練如何幫助她？藥物的幫助？她自己的強項優點？

第八章　史提夫（Steve）

1. 請舉例說明史提夫是如何地無法換檔？又如何的無法拿捏別人情緒的強度？因而導致他雖然工作品質很好，卻仍被格職。
2. 為什麼除了ADHD藥物之外，史提夫還需要抗憂鬱劑 (SSRI) 藥物？有幫助嗎？發生了什麼事導致他改變藥物，以處理其強迫症 (OCD) 的問題？
3. 史提夫有什麼問題，使他的太太要跟他離婚？與ADHD有關？哪些可能與自閉症譜系障礙有關？
4. 史提夫說：「我很會寫電腦程式，但不會為自己寫程式。」這句話如何地說明了他情緒方面的困難？你會如何解釋他面對以前的醫生、太太和老闆的挫折與煩惱？
5. 史提夫經歷婚姻的失敗後，決定不要再有親密關係，你同意在這方面不去挑戰他的決定有道理嗎？「人生可以有很多不一樣的方式和選擇」可以解釋嗎？

第九章　蘇（Sue）

1. 為何蘇上了中學之後，日子對她和她的母親變得如此艱難？還有什麼其他的原因讓蘇和她的同學們面臨更多困難？當蘇和父母親第一次聽到ADHD的診斷時，你想他們當時的情緒為何？
2. 當蘇跟爸爸抱怨他最近的情緒愈來愈不好時，爸爸跟她道歉；同時，爸爸跟她說她對母親和老師無禮的態度讓他擔心，也為她對課業的漸不重視感到焦慮。爸爸說的這些話對蘇可能有什麼幫助？你認為當其父母決定不再高密度監控蘇的課業後，對她的態度造成什麼影響？這樣做對所有ADHD的學生都有幫助嗎？

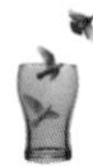

3.當蘇第一次嘗試藥物治療，不但沒有效果，還產生問題時，蘇和父母親可能有什麼情緒？遇到這樣的情況時，可以如何幫忙患者及其家人避免過度的反應？

4.接受智力測驗和聽到測試的結果，對蘇和其父母有何影響？對他們的家庭有何影響？對其他過動症患者的家庭，也會有這樣好的影響嗎？為什麼會，又為什麼不會？

第十章　麥特（Matt）

1.剛開始治療時，麥特提到他大學課業上的困境。除了ADHD的症狀之外，麥特有什麼情緒方面的問題，導致他不得不退學？在大學這個新環境中，他是如何保護自己、躲避麻煩的？他為何拖了這麼久才讓父母知道他的無法動彈和沮喪？

2.為何告訴朋友他在大學真正的處境，對麥特而言是重要的？這樣做對他確認自己的假設是否正確有何幫助？

3.麥特一貫的逃避策略，在他暑期修課時，同樣繼續著。針對這一點，為何治療師一方面支持，一方又面又將其挑明出來討論？只有單純的藥物治療，或較不提出質疑的諮商，能改變麥特以慣用的方式面對社交恐懼症嗎？

4.為何麥特一直抗拒於治療時把功課帶到診間討論？什麼幫助他看到自己的害　怕和逃避眼前的威脅，很快地會帶來更為不堪更大的問題？

第十一章　露意絲（Lois）

1.在求助尋求治療之前，露意絲遭逢人生好幾重的壓力和打擊，壓力極大也持續很久。從她的反應如何看出許多ADHD患者都有的「從上到下」(top down)的控制功能的缺損、不良的工作記憶和功能不足的情緒控制閘門？

2.露意絲的不斷囤積東西，如何顯現出她執行功能的缺損，如抑制、組織和排出事情的先後順序等？許多ADHD患者，雖不會囤積東西，也有類似的功能缺損。什麼樣的情緒加重了露意絲功能缺損的程度？

3.什麼壓力源和遭遇使露意絲的焦慮、憂鬱和悲傷更嚴重？這時注意偏向 (attentional bias) 扮演了什麼角色？

4.什麼情緒方面的因素破壞了露意絲的治療？到另一州與姑姑同住的機會，對露意絲有什麼好處？

第十二章　詹姆士（James）

1.詹姆士父母親的態度，如何影響他和父母認知到他自己情緒和社會互動方面的問題？在與父母互動時，他必需隱藏些什麼情緒？

2.其實每一份逾期的報告，詹姆士都有先準備該讀的資料，也都能在治療師問他時侃侃而談資料內容。然而，他無法將這些資訊組織先後順序，然後轉化為文字，這顯示出ＡＤＨＤ哪些執行功能方面的缺損？他的過度完美主義如何加重了這些困難？

3.多重的線上遊戲網路角色對詹姆士有何情緒上的吸引力？這些遊戲對他的功用是什麼？

4.為何詹姆士遲遲不願考駕照？又為何他終於克服了逃避心態，成功的拿到駕照、自己開車？這期間他有甚麼情緒？

第十三章　不被卡住（Getting Unstuck）

1.一般人誤以為ＡＤＨＤ是意志力不足的問題，如何加重ＡＤＨＤ患者的無望、都是自己不好或受害者情結？朋友或家人這樣的誤解，如何不知不覺地折磨著過動症患者？

2.此症治療的初期，就讓患者的家人對ＡＤＨＤ有最新和完整的認識，有何好處？

3.什麼原因使ＡＤＨＤ患者不去尋找答案、診斷評估和治療？

4.務實、可以實現的希望和不切實際的希望有何不同？

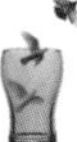

參考文獻及其他推薦閱讀

Introduction

1. LeDoux, J. E. (1996). *The emotional brain: The mysterious underpinnings of emotional life*. New York, NY: Simon& Schuster.
2. Dodge, K. A. (1991). Emotion and social information processing. In J. Garber & K. A. Dodge (Eds.), *Development of emotion regulation and dysregulation* (pp.159 – 181). New York, NY: Cambridge University Press.

Chapter 1: ADHD and the Emotional Brain

1. Shechner, T., Britton, J. C., Perez-Edgar, K., Bar-Haim, Y., Ernst, M., Fox, N. A., … Pine, D. S. (2012). Attention biases, anxiety, and development: Toward or away from threats or rewards? *Depression and Anxiety, 29,* 282 – 294; Seymour, K. E., Chronis-Tuscano, A., Halldorsdottir, T., Stupica, B., Owens, K., & Sacks, T. (2012). Emotion regulation mediates the relationship between ADHD and depressive symptoms in youth. *Journal of Abnormal Child Psychology, 40,* 595 – 606; Schmeichel, B. J., Volokhov, R. N., & Demaree, H. A. (2008). Working memory capacity and the self-regulation of emotional expression and experience. *Journal of Personality and Social Psychology, 95*, 1526 – 1540.
2. Sobanski, E., Banaschewski, T., Asherson, P., Buitelaar, J., Chen, W., Franke, B., … Faraone, S. V. (2010). Emotional lability in children and adolescents with attention deficit/hyperactivity disorder (ADHD): Clinical correlates and familial prevalence. *Journal of Child Psychology and Psychiatry, 51,* 915 – 923.
3. Barkley, R. A., & Fischer, M. (2010). Te unique contribution of emotional impulsiveness to impairment in major life activities in hyperactive children as adults. *Journal of the American Academy of Child and Adolescent Psychiatry, 49,* 503 – 513; Surman, C.B.H., Biederman, J., Spencer, T., Yorks, D., Miller, C. A., Petty, C. R, Faraone, S. V. (2011). Deficient emotional self-regulation and adult attention defcit hyperactivity disorder: A family risk analysis. *American Journal of Psychiatry, 168,* 617 – 623.
4. Barkley, R. A. (2010). Defcient emotional self-regulation: A core component of attention-deficit/hyperactivity disorder. *Journal of ADHD and Related Disorders, 1*(2), 5 – 37.
5. Brown, T. E. (2005). *Attention deficit disorder: Te unfocused mind in children and adults*. New Haven, CT: Yale University Press; Castellanos, F. X., Sonuga-Barke, E. J., Scheres, A., Martino, A. D., Hyde, C., & Walters, J. R. (2005). Varieties of attention-deficit/hyperactivity disorder-related intra-individual variability. *Biological Psychiatry*, 57, 1416 – 1423; Perry, G. M., Sagvolden, T., & Faraone, S.V. (2010). Intra-individual variability in genetic and environmental models of attention-deficit/hyperactivity disorder. *American Journal of Medical Genetics. Part B, Neuropsychiatric Genetics, 153B,* 1094 – 1101; Sonuga-Barke, E. J., Wiersema,J. R., van der Meere, J. J., & Roeyers, H. (2010). Context-dependent dynamic processes in attention defcit/hyperactivity disorder: Diferentiating common and unique effects of state regulation deficits and delay aversion. *Neuropsychology Review, 20*(1), 86 – 102; Uebel, H., Albrecht, B., Asherson, P., Börger, N. A., Butler,L., Chen, W., … Banaschewski, T. (2010). Performance variability, impulsivity errors and the impact of incentives as gender-independent endophenotypes for ADHD. *Journal of Child Psychology and Psychiatry, 51,* 210 – 218.
6. Gross, J. J., & Tompson, R. A. (2007). Emotion regulation: Conceptual foundations. In J. J. Gross (Ed.), *Handbook of emotion regulation* (pp. 3 – 24). New York, NY: Guilford Press.
7. Volkow, N. D., Wang, G., Newcorn, J. H., Kollins, S. H., Wigal, T. L., Telang, F., … Swanson, J. M. (2010). Motivation deficit in ADHD is associated with dysfunction of the dopamine reward pathway. *Molecular Psychiatry, 302,* 1084 – 1091; Volkow, N. D., Wang, G., Kollins, S. H., Wigal, T. L., Newcorn, J. H., Telang, F., … Swanson, J. M. (2009). Evaluating dopamine reward pathway in ADHD: Clinical implications. *Journal*

of the American Medical Association, 302, 1084 – 1091.

8. Brown, *Attention deficit disorder;* Brown, T. E. (2013). *A new understanding of ADHD in children and adults: Executive function impairments*. New York, NY: Routledge.
9. LeDoux, J. E. (1996). *The emotional brain: Te mysterious underpinnings of emotional life*. New York, NY: Simon & Schuster; LeDoux, J. E., & Schiller, D. (2009). The human amygdala: Insights from other animals. In P. J. Whalen & E. Phelps (Eds.), *The human amygdala* (pp. 43 – 60). New York, NY: Guilford Press; Vuilleumier, P. (2009). The role of the human amygdala in perception and attention. In P. J. Whalen & E. Phelps (Eds.), *The human amygdala* (pp. 220 – 249). New York, NY: Guilford Press; Buchanan, T. W., Tranel, D., & Adolphs, R. (2009). The human amygdala in social function. In P. J. Whalen & E. Phelps (Eds.), *The human amygdala* (pp. 289 – 318). New York, NY: Guilford Press.
10. Castellanos, F. X., Sonuga-Barke, E. J., Milham, M. P., & Tannock, R. (2006). Characterizing cognition in ADHD: Beyond executive dysfunction. *Trends in Cognitive Sciences, 10,* 117 – 123; Kerr, A., & Zelazo, P. D. (2004). Development of "hot" executive function: The children's gambling task. Brain and Cognition, 55, 148 – 157.
11. Dodge, K. A. (1991). Emotion and social information processing. In J. Garber & K. A. Dodge (Eds.), *Development of emotion regulation and dysregulation* (pp. 159 – 181). New York, NY: Cambridge University Press.
12. Kagan, J. (2010). *The temperamental thread: How genes, culture, time and luck make us who we are*. New York, NY: Dana Press, p. 60; see also Kagan, J.(2007). *What is emotion? History, measures, and meanings*. New Haven, CT: Yale University Press.
13. Ochsner, K. N., & Gross, J. J. (2007). Neural architecture of emotion regulation. In J. J. Gross (Ed)., *Handbook of emotional regulation* (pp. 87 – 109). New York, NY: Guilford Press.
14. Damasio, A. R. (2003). *Looking for Spinoza: Joy, sorrow, and the feeling brain.* Orlando, FL: Harcourt.
15. Dodge, Emotion and social information processing.
16. Damasio, *Looking for Spinoza,* p. 148.
17. LeDoux, *Emotional brain,* p. 65.
18. Bargh, J. A., Chen, M., & Burrows, L. (1996). Automaticity of social behavior: Directeffects of trait construct and stereotype activation on action. *Journal of Personality and Social Psychology, 71,* 230 – 244.
19. Bargh, J. A. (2005). Bypassing the will: Toward demystifying the nonconscious control of social behavior. In R. Hassin, J. Uleman, & J. A. Bargh (Eds.), *The new unconscious* (pp. 19 – 36). New York, NY: Oxford University Press; Wegner, D. M. (2005). Who is the controller of controlled processes? In R. Hassin, J. Uleman, & J. A. Bargh(Eds.), The new unconscious (pp. 19 – 36). New York, NY: Oxford University Press;Bargh, J. A. (2007). Introduction. In J. A. Bargh (Ed.), *Social psychology and theunconscious: The automaticity of higher mental processes* (pp. 1– 9). New York, NY:Psychology Press; Bargh, J. A., & Barndollar, K. (1996). Automaticity in action: Teunconscious as repository of chronic goals and motives. In P. M. Gollwitzer & J. A. Bargh (Eds.), *Psychology of action: Linking cognition and motivation to behavio*r(pp. 457 – 481). New York, NY: Guilford Press; Bargh, J. A., & Williams, L. E. (2007).Nonconscious regulation of emotion. In J. J. Gross (Ed.), *Handbook of emotion regulation* (pp. 429 – 445). New York, NY: Guilford Press; Moors, A., & De Houwer, J. (2007). What is automaticity? An analysis of its component features and their interrelations. In J. A. Bargh (Ed.), *Social psychology and the unconscious: The automaticity of higher mental processes* (pp. 11 – 50). New York, NY: Psychology Press.
20. Schafer, R. (1976). A new language for psychoanalysis. New Haven, CT: Yale University Press.
21. Cortese, S., Kelly, C., Chabernaud, C., Proal, E., Di Martino, A., Milham, M. P., & Castellanos, F. X. (2012). Toward systems neuroscience of ADHD: A meta-analysis of

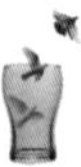

55 fMRI studies. *American Journal of Psychiatry, 169,* 1038 – 1055; Castellanos, F. X., & Proal, E. (2012). Large-scale brain systems in ADHD: Beyond the prefrontal-striatal model. *Trends in Cognitive Sciences, 16,* 17 – 26.

22. Marner, L., Nyengaard, J. R., Tang, Y., & Pakkenberg, B. (2003). Marked loss of myelinated nerve fibers in the human brain with age. *Journal of Comparative Neurology, 462,* 144 – 152.
23. Nagel, B. J., Bathula, D., Herting, M., Schmitt, C., Kroenke, C. D., Fair, D., & Nigg, J. T. (2011). Altered white matter microstructure in children with attention-deficit/hyperactivity disorder. *Journal of the American Academy of Child and Adolescent Psychiatry, 50,* 283 – 292; Cortese, S., Imperati, D., Zhou, J., Proal, E., Klein, R. G., Mannuzza, S., … Castellanos, F. X. (2013). White matter alterations at 33-year follow-up in adults with childhood attention-deficit/hyperactivity disorder. *Biological Psychiatry, 74,* 591 – 598.
24. Rubia, K., Halari, R., Cubillo, A., Mohammad, A. M., Brammer, M., & Taylor, E. (2009). Methylphenidate normalises activation and functional connectivity deficits in attention and motivation networks in medication-naïve children with ADHD during a rewarded continuous performance task. *Neuropharmacology, 57,* 640 – 652.
25. Zuo, X. N., Di Martino, A., Kelly, C., Shehzad, Z. E., Gee, D. G., Klein, D. F., … Milham, M. P. (2010). The oscillating brain: Complex and reliable. NeuroImage, 49, 1432 – 1445.
26. Fassbender, C., Zhang, H., Buzy, W. M., Cortes, C. R., Mizuiri, D., Beckett, L., & Schweitzer, J. B. (2009). A lack of default network suppression is linked to increased distractibility in ADHD. *Brain Research*, 1273, 114 – 128.
27. Peterson, B. S., Potenza, M. N., Wang, Z., Zhu, H., Martin, A., Marsh, R., … Yu, S. (2009). An fMRI study of the effects of stimulants on default-mode processing during stroop task performance in youths with ADHD. *American Journal of Psychiatry,166,* 1286 – 1294.
28. Shaw, P., Eckstrand, K., Sharp, W., Blumenthal, J., Lerch, J. P., Greenstein, D., … Rapoport, J. L. (2007). Attention-deficit/hyperactivity disorder is characterized by a delay in cortical maturation. *Proceedings of the National Academy of Sciences, 104,* 19649 – 19654.
29. Swanson, J., Baler, R. D., & Volkow, N. D. (2010). Understanding the effects of stimulant medications on cognition in individuals with attention-deficit hyperactivity disorder: A decade of progress. *Neuropsychopharmacology, 36*, 207 – 226.
30. Prince, J. B., & Wilens, T. E. (2009). Pharmacotherapy of ADHD and comorbidities. In Brown (Ed.), *ADHD comorbidities* (pp. 339 – 384).
31. Bedard, A. C., Jain, U., Johnson, S. H., & Tannock, R. (2007). Effects of methylphenidate on working memory components: Infuence of measurement. *Journal of Child Psychology and Psychiatry, 48,* 872 – 880; Chelonis, J. J., Johnson, T. A., Ferguson, S. A., Berry, K. J., Kubacak, B., Edwards, M. C., & Paule, M. G. (2011). Effect of methylphenidate on motivation in children with attention-deficit/hyperactivity disorder. *Experimental and Clinical Psychopharmacology, 19,* 145 – 153; Metha, M. A., Goodyer, I. M., & Sahakian, B. J. (2004). Methylphenidate improves working memory and set-shifing in AD/HD: Relationships to baseline memory capacity. *Journal of Child Psychology and Psychiatry, 45,* 293 – 305; Shields, K., Hawk, L. W., Reynolds, B., Mazullo, R., Rhodes, J., Pelham, J. D., … Ganglof, B. P. (2009). Efects of methylphenidate on discounting of delayed rewards in attention deficit/hyperactivity disorder. *Experimental and Clinical Psychopharmacology, 17,* 291 – 301.
32. Brown, T. E., Holdnack, J., Saylor, K., Adler, L., Spencer, T., Williams, D. W., … Kelsey, D. (2011). Effect of atomoxetine on executive function impairments in adults with ADHD. *Journal of Attention Disorders, 15,* 130 – 138; Spencer, T. J., Adler, L. A., Weisler, R. H., & Youcha, S. H. (2008). Triple-bead mixed amphetaminesalts (SPD465), a novel, enhanced extended release amphetamine formulation for the treatment of adults with ADHD: A randomized, double-blind,

multicenter, placebo-controlled study. *Journal of Clinical Psychiatry, 69*, 1437 – 1448.
33. Manos, M. J., Brams, M., Childress, A. C., Findling, R. L., López, F. A., & Jensen, P. S. (2010). Changes in emotions related to medications used to treat ADHD. *Journal of Attention Disorders, 15,* 101 – 112. doi:10.1177/1870054710381230
34. Groom, M. J., Scerif, G., Liddle, P. F., Batty, M. J., Liddle, E. B., Roberts, K. L., … Hollis, C. (2010). Effects of motivation and medication on electrophysiological markers of response inhibition in children with attention-deficit/hyperactivitydisorder. *Biological Psychiatry, 67,* 624 – 631.
35. Solanto, M. V., Wender, E. H., & Bartell, S. S. (1997). Effects of methylphenidate and behavioral contingencies on sustained attention in attention-deficit hyperactivity disorder: A test of the reward dysfunction hypothesis. *Journal of Child and Adolescent Psychopharmacology, 7,* 123 – 136.
36. Kohls, G., Herpertz-Dahlmann, B., & Konrad, K. (2009). Hyperresponsiveness to social rewards in children and adolescents with attention-deficit/ hyperactivity disorder (ADHD). *Behavioral and Brain Functions, 5*. doi: 10.1186/1744-9081-5-20
37. Brown, T. E. (2009). *ADHD comorbidities: Handbook for ADHD complications in children and adults. Washington,* DC: American Psychiatric Publishing; Brown, *Attention deficit disorder; Brown, A new understanding of ADHD*.
38. Safer, J. (2002). *The normal one: Life with a diffcult or damaged sibling*. New York, NY: Free Press.
39. Wilford, J. N. (2008). How epidemics shaped the modern metropolis. *New York Times,* April 15, 2008. http://www.nytimes.com/2008/04/15/science/15chol.html?pagewanted=all&_r=0.

Chapter 2: Eric

1. Kessler, R. C., Adler, L., Barkley, R., Biederman, J., Conners, C. K., Demler, O., … Zaslavsky, A. M. (2006). Te prevalence and correlates of adult ADHD in the United States: Results from the National Comorbidity Survey Replication. *American Journal of Psychiatry, 163,* 716 – 723; Kessler, R. C., Adler, L. A., Barkley, R., Biederman, J., Conners, C. K., Faraone, S. V., … Zaslavsky, A. M. (2005). Patterns and predictors of attention-deficit/hyperactivity disorder persistence into adulthood: Results from the National Comorbidity Survey Replication. *Biological Psychiatry,* 57, 1442 – 1452.
2. Brown, T. E., & McMullen, W. J., Jr. (2001, June). Attention deficit disorders and sleep/arousal disturbance. *Annals of New York Academy of Sciences, 931,* 271 – 286.
3. Marlatt, G. A., & Witkiewitz, K. (2010). Update on harm-reduction policy and intervention research. *Annual Review of Clinical Psychology, 6,* 591 – 606.
4. Barkley, R., & Cox, D. (2007). A review of driving risks and impairments associated with attention-deficit/hyperactivity disorder and the effects of stimulant medication on driving performance. *Journal of Safety Research, 38,* 113 – 128; Reimer, B., Mehler, B., D'Ambrosio, L. A., & Fried, R. (2010). The impact of distractions on young adult drivers with attention deficit hyperactivity disorder (ADHD). *Accident Analysis and Prevention, 42,* 842 – 851; Tompson, A. L., Molina, B. S., Pelham, W., & Gnagy, E. M. (2007). Risky driving in adolescents and young adults with childhood ADHD. *Journal of Pediatric Psychology, 32,* 745 – 759; Fried, R., Monuteaux, M. C., Hughes, S., Jakubowski, A., & Biederman, J. (2009). Driving deficits in young adults with attention-deficit/hyperactivity disorder. *Journal of ADHD and Related Disorders, 1(1),* 49 – 57.
5. Torrente, F., Lischinsky, A., Torralva, T., Lopez, P., Roca, M., & Manes, F. (2010, March 5). Not always hyperactive? Elevated apathy scores in adolescents and adults with ADHD. *Journal of Attention Disorders*. doi:10.1177/1087054709359887
6. Campbell, S. B., & Staufenberg, C. v. (2009). Delay and inhibition as early predictors of ADHD symptoms in third grade. *Journal of Abnormal Child Psychology, 37,* 1 – 15.
7. Luman, M., Oosterlaan, J., & Sergeant, J. A. (2005). The impact of reinforcement contingencies on AD/HD: A review and theoretical appraisal. *Clinical Psychology*

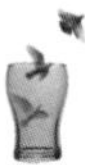

Review, 25, 183 – 213; Luman, M., Tripp, G., & Scheres, A. (2010). Identifying the neurobiology of altered reinforcement sensitivity in ADHD: A review and research agenda. *Neuroscience and Biobehavioral Reviews, 34,* 744 – 754; Marco, R., Miranda, A., Schlotz, W., Melia, A., Mulligan, A., Müller, U., … Sonuga-Barke, E. J. (2009). Delay and reward choice in ADHD: An experimental test of the role of delay aversion. *Neuropsychology, 23,* 367 – 380; Sonuga-Barke, E. J. (2002). Psychological heterogeneity in AD/HD: A dual pathway model of behaviour and cognition. *Behavioural Brain Research, 130*(1 – 2), 29 – 36; Sonuga-Barke, E. J. (2003). Te dual pathway model of AD/HD: An elaboration of neuro-developmental characteristics. *Neuroscience and Biobehavioral Reviews, 27,* 593 – 604; Strohle, A., Stoy, M.,Wrase, J., Schwarzer, S., Schlagenhauf, F., Huss, M., … Heinz, A. (2008). Rewardanticipation and outcomes in adult males with attention-deficit/hyperactivity disorder. *NeuroImage, 39,* 966 – 972; Toplak, M. E., Jain, U., & Tannock, R. (2005, June 27). Executive and motivational processes in adolescents with attention-deficit-hyperactivity disorder (ADHD). *Behavioral and Brain Functions, 1*(8). doi: 10.1186/1744-9081-1-8

8. Volkow, N. D., Wang, G., Newcorn, J. H., Kollins, S. H., Wigal, T. L., Telang, F., … Swanson, J. M. (2010). Motivation defcit in ADHD is associated with dysfunction of the dopamine reward pathway. *Molecular Psychiatry, 302,* 1084 – 1091; Volkow, N. D., Wang, G., Kollins, S. H., Wigal, T. L., Newcorn, J. H., Telang, F., … Swanson, J. M. (2009). Evaluating dopamine reward pathway in ADHD: Clinical implications. *Journal of the American Medical Association, 302,* 1084 – 1091.
9. Plichta, M. M., Vasic, N., Wolf, R. C., Lesch, K. P., Brummer, D., Jacob, C., … Grön, G. (2009). Neural hyporesponsiveness and hyperresponsiveness during immediate and delayed reward processing in adult attention-deficit/hyperactivity disorder. *Biological Psychiatry, 65,* 7– 14; Scheres, A., Milham, M. P., Knutson, B., & Castellanos, F. X. (2008). Ventral striatal hyporesponsiveness during reward anticipation in attention-deficit/hyperactivity disorder. *Biological Psychiatry, 61,* 720 – 724; Tripp, G., & Wickens, J. R. (2008). Research review: Dopamine transfer deficit; A neurobiological theory of altered reinforcement mechanisms in ADHD. *Journal of Child Psychology and Psychiatry, 49,* 691 – 704.

Chapter 3: Karen

1. Locascio, G., Mahone, E. M., Eason, S. H., & Cutting, L. E. (2010). Executive dysfunction among children with reading comprehension defcits. *Journal of Learning Disabilities, 43,* 441 – 454; Sesma, H. W., Mahone, E. M., Levine, T., Eason, S. H., & Cutting, L. E. (2009). Te contribution of executive skills to reading comprehension. *Child Neuropsychology, 15,* 232 – 246; Shaywitz, S. E., & Shaywitz, B. A. (2008). Paying attention to reading: Te neurobiology of reading and dyslexia. *Development and Psychopathology, 20,* 1329 – 1349; Swanson, H. L., Zheng, X., & Jerman, O. (2009). Working memory, short-term memory, and reading disabilities: A selective meta-analysis of the literature. *Journal of Learning Disabilities, 43,* 260 – 287.
2. Brown, T. E., Reichel, P. C., & Quinlan, D. M. (2011). Extended time improves reading comprehension for adolescents with ADHD. *Open Journal of Psychiatry, 1,* 79 – 87.
3. Pomerantz, E. M., Grolnick, W. S., & Price, C. E. (2005). Role of parents in how children approach achievement: A dynamic process perspective. In A. J. Elliot & C. S. Dweck (Eds.), *Handbook of competence and motivation* (pp. 259 – 278). New York, NY: Guilford Press.
4. Boszormenyi-Nagy, I., & Spark, G. M. (1973). *Invisible loyalties: Reciprocity in intergenerational family therapy.* New York, NY: Harper & Row; Safer, J. (2002). *Te normal one: Life with a diffcult or damaged sibling.* New York, NY: Simon & Schuster; Stierlin, H. (1974). *Separating parents and adolescents: A perspective on running away, schizophrenia and waywardness.* New York, NY: Quadrangle; Winnicott, D. W. (1965). *The family and individual development.* New York, NY: Tavistock.
5. Levy, F. (2004). Synaptic gating and ADHD: A biological theory of comorbidity of

ADHD and anxiety. *Neuropsychopharmacology, 29,* 1589 – 1596.

Chapter 4: Martin

1. Mangels, J. A., Butterfeld, B., Lamb, J., Good, C., & Dweck, C. S. (2006). Why do beliefs about intelligence influence learning success? A social cognitive neuroscience model. *Social Cognitive and Affective Neuroscience, 2,* 75 – 86; Dweck, C. S., & Molden, D. C. (2005). Self-theories: Their impact on competence motivation and acquisition. In A. J. Elliot & C. S. Dweck (Eds.), *Handbook of competence and motivation* (pp. 122 – 140). New York, NY: Guilford Press.
2. Antshel, K. M., Faraone, S. V., Stallone, K., Nave, A., Kaufmann, F. A., Doyle, A., … Biederman, J. (2007). Is attention deficit hyperactivity disorder a valid diagnosis in the presence of high IQ? Results from the MGH Longitudinal Family Studies of ADHD. *Journal of Child Psychology and Psychiatry, 48,* 687 – 694; Antshel, K. M., Faraone, S. V., Maglione, K., Doyle, A., Fried, R., Seidman, L., & Biederman, J. (2008). Temporal stability of ADHD in the high-IQ population: Results from the MGH Longitudinal Family Studies of ADHD. *Journal of the American Academy of Child and Adolescent Psychiatry, 47,* 817 – 825; Brown, T. E., Reichel, P. C., & Quinlan, D. M. (2009). Executive function impairments in high IQ adults with ADHD. *Journal of Attention Disorders, 13,* 161 – 167; Brown, T. E., Reichel, P. C., & Quinlan, D. M. (2011). Executive function impairments in high IQ children and adolescents with ADHD. *Open Journal of Psychiatry, 1,* 56 – 65; Kaplan, B. J., Crawford, S. G., Dewey, D. M., & Fisher, G. C. (2000). IQs of children with ADHD are normally distributed. *Journal of Learning Disabilities, 33,* 425 – 432; Schuck, S. E., & Crinella, F. M. (2005). Why children with ADHD do not have low IQs. *Journal of Learning Disabilities, 38,* 262 – 280.
3. Ardila, A., Pineda, D., & Rosselli, M. (2000). Correlation between intelligence test scores and executive function measures. *Archives of Clinical Neuropsychology, 15*(1), 31 – 36; Brown, T. E. (2005). *Attention deficit disorder: Te unfocused mind in children and adults.* New Haven, CT: Yale University Press; Delis, D. C., Lansing, A.,Houston, W. S., Wetter, S., Han, S. D., Jacobson, M., … Kramer, J. (2007). Creativity lost: The importance of testing higher-level executive functions in school-age children and adolescents. Journal of *Psychoeducational Assessment, 25*(1), 29 – 40; Rommelse, N. N., Altink, M. E., Oosterlaan, J., Buschgens, C. J., Buitelaar, J., & Sergeant, J. A. (2008). Support for an independent familial segregation of executive and intelligence endophenotypes in ADHD families. *Psychological Medicine, 38,* 1595 – 1606.
4. Aronson, J., & Steele, C. M. (2005). Stereotypes and the fragility of academic competence, motivation, and self-concept. In A. J. Elliot & C. S. Dweck (Eds.), *Handbook of competence and motivation* (pp. 436 – 456). New York, NY: Guilford Press.
5. Shafran, R., & Mansell, W. (2001). Perfectionism and psychopathology: A review of research and treatment. *Clinical Psychology Review, 21,* 878 – 906.
6. Bowlby, J. (1978). Attachment theory and its therapeutic implications. In S. Feinstein & P. L. Giovacchini (Eds.), *Adolescent psychiatry: Developmental and clinical studies* (pp. 5 – 33). Chicago: University of Chicago; Chen, S., Fitzsimons, G. M., & Andersen, S. M. (2007). Automaticity in close relationships. In J. A. Bargh (Ed.), *Social psychology and the unconscious: The automaticity of higher mental processes* (pp. 133 – 172). New York, NY: Psychology Press.
7. Sullivan, H. S. (1953). *The interpersonal theory of psychiatry.* New York, NY: Norton.
8. Woodward, L. J., & Ferguson, D. M. (2000). Childhood peer relationship problems and later risks of educational under-achievement and unemployment. *Journal of Child Psychology and Psychiatry, 41,* 191 – 201.
9. Cherek, D. R., Lane, S. D., & Dougherty, D. M. (2002). Possible amotivational effects following marijuana smoking under laboratory conditions. *Experimental and Clinical Psychopharmacology, 10*(1), 26 – 38; Lane, S. D., Cherek, D. R., Pietras, C. J.,

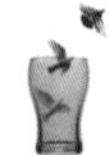

& Steinberg, J. L. (2005). Performance of heavy marijuana-smoking adolescents on a laboratory measure of motivation. *Addictive Behaviours, 30,* 815 – 828; Medina, K. L., Hanson, K. L., Schweinsburg, A. D., Cohen-Zion, M., Nagel, B. J., & Tapert, S. F. (2007). Neuropsychological functioning in adolescent marijuana users: Subtle deficits detectable after a month of abstinence. *Journal of the International Neu- ropsychological Society, 13,* 807 – 820.

10. Weinstein, A., Brickner, O., Lerman, H., Greemland, M., Bloch, M., Lester, H., ... Even-Sapir, E. (2008). A study investigating the acute dose-response effects of 13 mg and 17 mg Delta 9- tetrahydrocannabinol on cognitive-motor skills, subjective and autonomic measures in regular users of marijuana. *Journal of Psychopharmacology, 22,* 441 – 451.
11. Rhodewalt, F., & Vohs, K. D. (2005). Defensive strategies, motivation, and the self:A self-regulatory process view. In A. J. Elliot and C. S. Dweck (Eds.), *Handbook of competence and motivation* (pp. 548 – 565). New York, NY: Guilford Press.
12. Shaw, P., Eckstrand, K., Sharp, W., Blumenthal, J., Lerch, J. P., Greenstein, D., ... Rapoport, J. L. (2007). Attention-deficit/hyperactivity disorder is characterized by a delay in cortical maturation. *Proceedings of the National Academy of Sciences, 104,* 19649 – 19654.

Chapter 5: Sarah

1. Brown, T. E. (1996). *Brown Attention Deficit Disorder Scale for Adults*. San Antonio, TX: Psychological Corporation.
2. Quinlan, D. M., & Brown, T. E. (2003). Assessment of short-term verbal memory impairments in adolescents and adults with ADHD. *Journal of Attention Disorders, 6,* 143 – 152.
3. American Psychiatric Association. (2000). *Diagnostic and statistical manual of mental disorders* (4th ed., text rev.). Washington, DC: Author; American Psychiatric Association. (2013). *Diagnostic and statistical manual of mental disorders* (5th ed.). Washington, DC: Author.
4. Faraone, S. V., Biederman, J., Spencer, T., Mick, E., Murray, K., ... Monuteaux, M. C. (2006). Diagnosing adult attention deficit hyperactivity disorder: Are late onset and subthreshold diagnoses valid? *American Journal of Psychiatry, 163,* 1720 – 1729.
5. Faraone, S. V., Kunwar, A., Adamson, J., & Biederman, J. (2009). Personality traits among ADHD adults: Implications of late-onset and sub-threshold diagnoses. *Psychological Medicine, 39,* 685 – 693.
6. Akiskal, H., & Cassano, G. B. (Eds.). (1997). *Dysthymia and the spectrum of chronic depressions*. New York, NY: Guilford Press; Subodh, B. N., Avashi, A., & Chakrabarti, S. (2008). Psychosocial impact of dysthymia: A study among married patients. *Journal of Affective Disorders, 109,* 199 – 204; Sansone, R. A., & Sansone, L. A. (2009). Dysthymic disorder: Forlorn and overlooked? Psychiatry, 6(5), 46 – 50.
7. Hammen, C. L. (1995). Stress and the course of unipolar and bipolar disorders. Does stress cause psychiatric illness? In C. M. Mazure (Ed.), *Does stress cause psychiatric illness?* (pp. 87 – 110). Washington, DC: American Psychiatric Press.
8. Brown, T. E. (2000). Emerging understandings of attention-deficit disorders and comorbidities. In T. E. Brown (Ed.), *Attention deficit disorders and comorbidities in children, adolescents and adults* (pp. 3 – 55). Washington, DC: American Psychiatric Publishing.
9. McEwen, B. S., & Parsons, B. (1982). Gonadal steroid action on the brain: Neurochemistry and neuropharmacology. *Annual Review of Pharmacology and Toxicology, 22,* 555 – 598; McEwen, B. S. (1991). Non-genomic and genomic efects of steroids on neural activity. *Trends in Pharmacological Sciences, 4,* 141 – 147; Tompson, T. L., & Moss, R. L. (1994). Estrogen regulation of dopamine release in the nucleus accumbens: Genomic and non-genomic-mediated efects. *Journal of Neu- rochemistry, 62,* 1750 – 1756.

10. Sherwin, B. B. (1998). *Estrogen and cognitive functioning in women. Proceedings of the Society for Experimental Biology and Medicine, 217*(1), 17 – 22; Phillips, S. M., & Sherwin, B. B. (1992). Effects of estrogen on memory function in surgically menopausal women. *Psychoneuroendocrinology, 17,* 485 – 495.
11. Shaywitz, S. E., Shaywitz, B. A., Pugh, K. B., Fullbright, R. K., Skudlarski, P., Mencl, W. E., ... Gore, J. C. (1999). Effect of estrogen on brain activation patterns in post-menopausal women during working memory tasks. *Journal of the American Medical Association, 281,* 1197 – 1202.
12. Sherwin, B. B., & Henry, J. F. (2008). Brain aging modulates the neuroprotective effects of estrogen on selective aspects of cognition in women: A critical review. Frontiers in Neuroendocrinology, 29(1), 88 – 113; Greendale, G. A., Huang, M. H.,Wright, R. G. Seeman, T., Luetters, C., Avis, N. E., ... Karlamangla, A. S. (2009). Effects of the menopause transition and hormone use on cognitive performance of midlife women. *Neurology, 72,* 1850 – 1857; Duf, S. J., & Hampson, E. (2000). A benefcial effect of estrogen on working memory in postmenopausal women taking hormone replacement therapy. *Hormones and Behavior, 38,* 222 – 276; Elsabagh, S., Hartley, D. E., & File, S. E. (2007). Cognitive function in late versus early post- menopausal stage. Maturitas, 56, 84 – 93.
13. Ahles, T. A., Saykin, A. J., Furstenberg, B. C., Cole, B., Mott, L. A., Skalla, K., ... Silberfarb, P. M. (2002). Neurologic impact of standard-dose systemic chemotherapy in long-term survivors of breast cancer and lymphoma. *Journal of Clinical Oncology, 20,* 485 – 493; Reid-Arndt, S. A., Yee, A., Perry, M. C., & Hsieh, C. (2009). Cognitive and psychological factors associated with early post-treatmentnotes and additional reading functional outcomes in breast cancer survivors. *Journal of Psychosocial Oncology, 27,* 415 – 434.
14. Ahles, T. A., & Saykin, A. J. (2007). Candidate mechanisms for chemotherapy-induced cognitive changes. *Nature Reviews. Cancer, 7,* 192 – 201; Correa, D. D., & Ahles, T. A. (2007). Cognitive adverse efects of chemotherapy in breast cancer patients. *Current Opinion in Supportive and Palliative Care, 1*(1), 57 – 62.
15. National Cancer Institute. (2005). Dexmethylphenidate reduces some symptoms of chemobrain. Retrieved from http://www.cancer.gov/ clinical trials/results/chemobrain0605. (Link may no longer be available.)
16. Epperson, C. N., Pittman, B., Czarkowski, K. A., Bradley, J., Quinlan, D. M., & Brown, T. E. (2011). Impact of atomoxetine on subjective attention and memory difficulties in perimenopausal and postmenopausal women. *Menopause: Journal of the North American Menopause Society, 18*(5), 1 – 7.
17. Barkley, R. A. (2011). Barkley Defcits in Executive Functioning Scale (BDEFS). New York, NY: Guilford Press; Brown, T. E. (2006). Executive functions and attention deficit hyperactivity disorder: Implications of two conficting views. *International Journal of Disability, Development and Education, 53*(1), 35 – 46.
18. Brown, T. E. (2005). Attention defcit disorders: *The unfocused mind in children and adults*. New Haven, CT: Yale University Press.

Chapter 6: Mike

1. Rommelse, N. N., Altink, M. E., Oosterlaan, J., Buschgens, C. J., Buitelaar, J. K., & Sergeant, J. (2008). Support for an independent familial segregation of execu- tive and intelligence endophenotypes in ADHD families. *Psychological Medicine, 38,* 1595 – 1606. doi: 10.1017/S0033291708002869
2. Ardila, A., Pineda, D., & Rosselli, M. (2000). Correlation between intelligence test scores and executive function measures. *Archives of Clinical Neuropsychology, 15*(1), 31 – 36; Delis, D. C., Houston, W. S., Wetter, S., Han, S. D., Jacobson, M., Hold- nack, J., Kramer, J. (2007). Creativity lost: Te importance of testing higher-level executive functions in school-age children and adolescents. *Journal of Psychoeducational Assessment, 25,* 29 – 40; Brown, T. E., Reichel, P. C., & Quinlan, D. M. (2009).

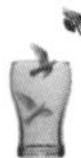

Executive function impairments in high IQ adults with ADHD. *Journal of Attention Disorders, 13,* 161 – 171; Brown, T. E., Reichel, P. C., & Quinlan, D. M. (2011). Executive function impairments in high IQ children and adolescents with ADHD. *Open Journal of Psychiatry, 1,* 56 – 65.

3. Smith, M. E., & Farah, M. J. (2011). Are prescription stimulants "smart pills"? The epidemiology and cognitive neuroscience of prescription stimulant use by normal healthy individuals. *Psychological Bulletin, 137,* 717 – 741; Rabiner, D. L., Anastopoulos, A. D., Costello, E. J., Hoyle, R. H., McCabe, S. E., & Scott, H. (2009). Motives and perceived consequences of nonmedical ADHD medication use by college students: Are students treating themselves for attention problems? *Journal of Attention Disorders, 13,* 259 – 270; Swanson, J. M., Wigal, T. L., & Volkow, N. D. (2011). Contrast of medical and nonmedical use of stimulant drugs, basis for the distinction, and risk of addiction: Comment on Smith and Farah. *Psychological Bulletin, 137,* 742 – 748; Rabiner, D. L., Anastopoulos, A. D., Costello, E. J., Hoyle, R. H., & Swartzwelder, H. S. (2010). Predictors of nonmedical ADHD medication use by college students. *Journal of Attention Disorders, 13,* 640 – 648; Peterkin, A. L., Crone, C. C., Sheridan, M. J., & Wise, T. N. (2010, April 21). Cognitive performance enhancement: Misuse or self-treatment? *Journal of Attention Disorders,* pp. 1 – 6. doi: 10.1177/1087054710365980; Arria, A. M., Garnier-Dykstra, L. M., Caldeira, K. M., Vincent, K. B., O'Grady, K. E., & Wish, E. D. (2011). Persistent nonmedical use of prescription stimulants among college students: Possible association with ADHD symptoms. *Journal of Attention Disorder, 15,* 347 – 356.
4. Markus, H., & Nurius, P. (1986). Possible selves. *American Psychologist, 41,* 954 – 969.
5. Brown, M. A., & Stopa, L. (2007). Te spotlight efect and the illusion of transparency in social anxiety. *Journal of Anxiety Disorders, 21,* 804 – 819; Gilovich, T., Medvec, V. H., & Savitsky, K. (1998). The illusion of transparency: Biased assessments of others' ability to read one's emotional states. *Journal of Personality and Social Psychology, 75,* 332 – 346.
6. Kessler, R. C., McGonagle, K. A., Zhao, S., Nelson, C. B., Hughes, M., Eshleman, S., ... Kendler, K. S. (1994). Lifetime and 12-month prevalence of DSM-III-R psychiatric disorders in the United States: Results from the National Comorbidity Survey. *Archives of General Psychiatry, 51,* 8 – 19; Kessler, R. C., Adler, L., Barkley, R., Biederman, J., Conners, C. K., Demler, O., ... Zaslavsky, A. M. (2006). Te preva-lence and correlates of adult ADHD in the United States: Results from the National Comorbidity Survey Replication. *American Journal of Psychiatry, 163,* 716 – 723.
7. Stierlin, H. (1974). *Separating parents and adolescents.* New York, NY: Quadrangle; Boszormenyi-Nagy, I., & Spark, G. M. (1973). *Invisible loyalties: Reciprocity in intergenerational therapy.* New York, NY: Harper & Row.

Chapter 7: Lisa

1. Brown, T. E. (2005). *Attention deficit disorder: The unfocused mind in children and adults.* New Haven, CT: Yale University Press.
2. Ibid.
3. Erhardt, D., & Hinshaw, S. P. (1994). Initial sociometric impressions of attention-deficit hyperactivity disorder and comparison boys: Predictions from social behaviors and from nonbehavioral variables. *Journal of Consulting and Clinical Psychology, 62,* 833 – 842; Melnick, S. M., & Hinshaw, S. P. (1996). What they want and what they get: Te social goals of boys with ADHD and comparison boys. *Journal of Abnormal Child Psychology, 24,* 169 – 185; Blachman, D. R., & Hinshaw, S. P. (2002). Patterns of friendship among girls with and without attention-deficit/hyperactivity disorder. *Journal of Abnormal Child Psychology, 30,* 625 – 640; Hoza, B. (2007). Peer functioning in children with ADHD. *Journal of Pediatric Psychology, 32,* 655 – 663; Miller, M., & Hinshaw, S. P. (2010). Does childhood executive function

predict adolescent functional outcomes in girls with ADHD? *Journal of Abnormal Child Psychology, 38,* 315 – 326; Miller, M., Nevado-Montenegro, A. J., & Hinshaw, S. P. (2012). Childhood executive function to predict outcomes in young adult females with and without childhood diagnosed ADHD. *Journal of Abnormal Child Psychology, 40,* 657 – 668. doi: 10.1007/s10802-011-9599-y; Miller, M., Sheridan, M., Cardoos, S. L., & Hinshaw, S. P. (2013). Impaired decision-making as a young adult outcome of girls diagnosed with attention-deficit/hyperactivity disorder in childhood. *Journal of the International Neuropsychological Society, 19*(1), 110 – 114. doi: 10.101/ S1355617712000975

4. Reiersen, A. M., Constantino, J. N., Volk, H. E., & Todd, R. D. (2007). Autistic traits in a population-based ADHD twin sample. *Journal of Child Psychology and Psychi- atry, 48,* 464 – 472; Rommelse, N. N., Franke, B., Geurts, H. M., Hartman, C. A., & Buitelaar, J. K. (2010). Shared heritability of attention-deficit/hyperactivity disorder and autism spectrum disorder. *European Child & Adolescent Psychiatry, 19,* 281 – 295.
5. Brown, T. E., Reichel, P. C., & Quinlan, D. M. (2011). Executive function impairments in high IQ children and adolescents with ADHD. *Open Journal of Psychiatry, 1,* 56 – 65; Brown, T. E., Reichel, P. C., & Quinlan, D.M. (2009). Executive function impairments in high IQ adults with ADHD. *Journal of Attention Disorders, 13,* 161 – 167.
6. Croyle, K. L., & Waltz, J. (2007). Subclinical self-harm: Range of behaviors, extent, and associated characteristics. *American Journal of Orthopsychiatry, 77,* 332 – 342; Nixon, M. K., Cloutier, P., & Jansson, S. M. (2008). Nonsuicidal self-harm in youth: A population-based survey. *Canadian Medical Association Journal, 178,* 306 – 312.
7. Klonsky, E. D., & Olino, T. M. (2008). Identifying clinically distinct subgroups of self-injurers among young adults: A latent class analysis. *Journal of Consulting and Clinical Psychology, 76,* 22 – 27.

Chapter 8: Steve

1. Biederman, J., Petty, C. R., Fried, R., Kaiser, R., Dolan, C. R., Schoenfeld, S., … Faraone, S. V. (2008). Educational and occupational underattainment in adults with attention-deficit/hyperactivity disorder: A controlled study. Journal of Clinical Psychiatry, 69, 1217 – 1222; Biederman, J., Faraone, S. V., Spencer, T. J., Mick, E., Monuteaux, M. C., & Aleardi, M. (2006). Functional impairments in adults with self-reports of diagnosed ADHD: A controlled study of 1001 adults in the community. *Journal of Clinical Psychiatry, 67,* 524 – 540; de Graaf, R., Kessler, R.C., Fayyad, J., ten Have, M., Alonso, J., Angermeyer, M., … Posada-Villa, J. (2008).Te prevalence and effects of adult attention-deficit/hyperactivity disorder (ADHD) on the performance of workers: Results from the WHO World Mental Health Survey Initiative. *Occupational and Environmental Medicine, 65,* 835 – 842; Barkley, R. A., & Murphy, K. R. (2010). Impairment in occupational functioning and adult ADHD: Te predictive utility of executive function (EF) ratings versus EF tests. *Clinical Neuropsychology, 25,* 157 – 173.
2. Britton, J. C., Rauch, S. L., Rosso, I. M., Killgore, W.D.S., Price, L. M., Ragan, J., … Stewart, S. E. (2010). Cognitive infexibility and frontal-cortical activation in pediatric obsessive-compulsive disorder. *Journal of the American Academy of Child and Adolescent Psychiatry, 49,* 944 – 953.
3. Biederman, J., Faraone, S. V., Spencer, T. J., Mick, E., Monuteaux, M. C., & Aleardi, M. (2006). Functional impairments in adults with self-reports of diagnosed ADHD: A controlled study of 1001 adults in the community. *Journal of Clinical Psychiatry, 67,* 524 – 540.
4. Minde, K., Eakin, L., Hechtman, L., Ochs, E., Boufard, R., Greenfeld, B.,& Looper, K. (2003). Te psychosocial functioning of children and spouses of adults with ADHD. *Journal of Child Psychology and Psychiatry, 44,* 637 – 646.
5. Eakin, L., Minde, K., Hechtman, L., Ochs, E., Krane, E., Boufard, R., Greenfeld, B., & Looper, K. (2004). Te marital and family functioning of adults with ADHD and their

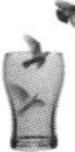

spouses. *Journal of Attention Disorders, 8,* 1 – 10.

6. Grzadzinski, R., Di Martino, A., Brady, E., Mairena, M. A., O'Neale, M., Petkova, E., … Castellanos, F. X. (2010). Examining autistic traits in children with ADHD: Does the autism spectrum extend to ADHD? *Journal of Autism and Developmental Disorders, 41,* 1178 – 1191; Nijmeijer, J. S., Minderaa, R. B., Buitelaar, J. K., Mulligan, A., Hartment, C. A., & Hoekstra, P. J. (2008). Attention-deficit/hyperactivity disorder and social dysfunctioning. *Clinical Psychology Review, 28*, 692 – 708; St. Pourcain, B. S., Mandy, W. P., Heron J., Golding, J., Smith, G. D., & Skuse, D. H. (2011). Links between co-occurring social-communication and hyperactive-inattentive trait trajectories. *Journal of the American Academy of Child and Adolescent Psychiatry, 50,* 892 – 902; van der Meer,J. M., Oerlemans, A. M., van Steijn, D. J., Lappenschaar, M. G., de Sonneville, L. M., Buitelaar, J. K., & Rommelse, N. N. (2012). Are autism spectrum disorder and attention-deficit/hyperactivity disorder different manifestations of one overarching disorder? Cognitive and symptom evidence from a clinical and population-based sample. *Journal of the American Academy of Child and Adolescent Psychiatry, 51,* 1160 – 1172.
7. Nijmeijer, J. S., Hoekstra, P. J., Minderaa, R. B., Buitclaar, J. K., Altink, M. E., Buschgens, C. J., … Hartman, C. A. (2009). PDD symptoms in ADHD, an independent familial trait? Journal of Abnormal Child Psychology, 37, 443 – 453;Ronald, A., Simonof, E., Kuntsi, J., Asherson, P., & Plomin, R. (2008). Evidence for overlapping genetic infuences on autistic and ADHD behaviours in a community twin sample. *Journal of Child Psychology and Psychiatry, 49,* 535 – 542.
8. Page, T. (2009). Parallel play: *Growing up with undiagnosed Asperger's*. New York, NY: Doubleday, pp. 182, 185.
9. Ibid., p. 178.
10. Ibid., p. 6.

Chapter 9: Sue

1. Langberg, J. M., Epstein, J. N., Altaye, M., Molina, B. S., Arnold, L. E., & Vitiello, B. (2008). Te transition to middle school is associated with changes in the developmental trajectory of ADHD symptomatology in young adolescents with ADHD. *Journal of Clinical Child and Adolescent Psychology, 37*, 651 – 663.
2. Csikszentmihalyi, M., & Larson, R. (1984). *Being adolescent*. New York Basic Books, p. xiii.
3. Christiansen, H., Oades, R. D., Psychogiou, L., Haufa, B. P., & Sonuga-Barke, E. J. (2010). Does the cortisol response to stress mediate the link between expressed emotion and oppositional behavior in attention-deficit/hyperactivity-disorder (ADHD)? *Behavioral and Brain Functions, 6*(45). doi: 10.1166/1744-9001

Chapter 10: Matt

1. Gau, S. S.-F., & Chiang, H. L. (2009). Sleep problems and disorders among adolescents with persistent and subthreshold attention-deficit/hyperactivity disorders. *Sleep, 32,* 671 – 679.

Chapter 11: Lois

1. Quinlan, D. M., & Brown, T. E. (2003). Assessment of short-term verbal memory impairments in adolescents and adults with ADHD. *Journal of Attention Disorders, 6,* 143 – 152; Martinussen, R., Hayden, J., Hogg-Johnson, S., & Tannock, R.(2005). A meta-analysis of working memory impairments in children with attention-deficit/ hyperactivity disorder. *Journal of the American Academy of Child and Adolescent Psychiatry, 44,* 377 – 384.
2. Schmeichel, B. J., Volokhov, R. N., & Demaree, H. A. (2008). Working memory capacity and the self-regulation of emotional expression and experience. *Journal of Personality and Social Psychology, 95,* 1526 – 1540.
3. Levy, F. (2004). Synaptic gating and ADHD: A biological theory of comorbidity of

ADHD and anxiety. *Neuropsychopharmacology, 29,* 1589 – 1596.
4. Timpano, K. R., Exner, C., Glaesmer, H., Rief, W., Keshaviah, A., Brähler, E., & Wilhelm, S. (2011). The epidemiology of the proposed DSM-5 hoarding disorder: Exploration of the acquisition specifer, associated features, and distress. *Journal of Clinical Psychiatry, 72,* 780 – 786; Frost, R. O., Steketee, G., & Tolin, D. F. (2011). Comorbidity in hoarding disorder. Depression and Anxiety, 28, 876 – 884; Hartl, T. L., Dufany, S. R., Allen, G. J., Steketee, G., & Frost, R. O. (2005). Relationships among compulsive hoarding, trauma, and attention-deficit/hyperactivity disorder. *Behaviour Research and Terapy, 43,* 269 – 276.
5. Biederman, J., Milberger, S., Faraone, S. V., Kiely, K., Guite, J., Mick, E., ... Reed, E. (1995). Family-environment risk factors for attention-deficit hyperactivity disorder. *Archives of General Psychiatry, 52,* 464 – 470.
6. Shechner, T., Britton, J. C., Pérez-Edgar, K., Bar-Haim, Y., Ernst, M., Fox, N. A., ... Pine, D. S. (2012). Attention biases, anxiety, and development: Toward or away from threats or rewards? *Depression and Anxiety, 29,* 282 – 294; Seymour, E., Chronis-Tuscano, A., Halldorsdottir, T., Stupica, B., Owens, K., & Sacks,T. (2012). Emotion regulation mediates the relationship between ADHD and depressive symptoms in youth. *Journal of Abnormal Child Psychology, 40,* 595 – 606.
7. Garcia, C. R., Bau, C. H., Silva, K. L., Callegari-Jacques, S. M., Salgado, C. A., Fischer, A. G., Grevet, E. H. (2012). Te burdened life of adults with ADHD: Impairment beyond comorbidity. *European Psychiatry, 27,* 309 – 313.

Chapter 12: James

1. Yoshimasu, K., Barbaresi, W. J., Colligan, R. C., Killian, J. M., Voigt, R. G., Weaver, A. L., & Katusic, S. K. (2011). Written-language disorder among children with and without ADHD in a population-based birth cohort. *Pediatrics, 128,* 605 – 612.
2. Mayes, S., & Calhoun, S. (2006). Frequency of reading, math, and writing disabilities in children with clinical disorders. *Learning and Individual Differences, 16,* 145 – 157.
3. Brown, T. E., Reichel, P. C., & Quinlan, D. M. (August 2010). Impairments of written expression in 13 – 25 year old students with ADHD. Poster session pre- sented at annual meeting of the American Psychological Association, San Diego, CA; Semrud-Clikeman, M., & Harder, L. (2011). Neuropsychological correlates of written expression in college students with ADHD. *Journal of Attention Disorders, 15,* 215 – 223.
4. Graf, G., & Birkenstein, C. (2006). *Tey say, I say: The moves that matter in academic writing*. New York, NY: Norton.
5. Geller, D. A., & Brown, T. E. (2009). ADHD with obsessive-compulsive disorder. In T. E. Brown (Ed.), *ADHD comorbidities: Handbook for ADHD complications in children and adults* (pp. 177 – 187). Washington, DC: American Psychiatric Publishing.
6. Shafran, R., & Mansell, W. (2001). Perfectionism and psychopathology: A review of research and treatment. *Clinical Psychology Review, 21*, 879 – 906.
7. Young, K. S., Yue, Y. D., & Ying, L. (2011). Prevalence estimates and etiologic models of Internet addiction. In C. S. Young & C. N. de Abreu (Eds.), *Internet addiction: A handbook and guide to evaluation and treatment* (pp. 3 – 17). Hoboken, NJ: Wiley.
8. Blinka, L., & Smahel, D. (2011). Addiction to online role-playing games. In C. S. Young & C. N. de Abreu (Eds.), *Internet addiction: A handbook and guide to evaluation and treatment* (pp. 73 – 90). Hoboken, NJ: Wiley.

Chapter 13: Getting Unstuck

1. Brown, T. E., Reichel, P. C., & Quinlan, D. M. (2011). Extended time improves reading comprehension test scores for adolescents with ADHD. *Open Journal of Psychiatry, 1,* 79 – 87.

國家圖書館出版品預行編目 (CIP) 資料

ADHD 不被卡住的人生 / 湯馬士 . 布朗 (Thomas E. Brown) 著 ; 何善欣譯 .
-- 初版 . -- 臺北市 : 遠流 , 2018.12
面 ; 公分 . -- (大眾心理館 ; A3352)

譯自 : Smart but stuck : emotions in teens and adults with ADHD

ISBN 978-957-32-8401-7 (平裝)

1. 注意力缺失 2. 過動症 3. 情緒

415.9894 107018978

大衆心理館 A3352

ADHD 不被卡住的人生

作者／湯馬士 · 布朗 Thomas E. Brown
譯者／何善欣

副總編輯／陳莉苓
特約編輯／楊孟蓉
封面設計／江儀玲
排　　版／平衡點設計
行　　銷／陳苑如

發行人／王榮文
出版發行／遠流出版事業股份有限公司
104005 臺北市中山北路一段 11 號 13 樓
郵撥／ 0189456-1
電話／ 2571-0297　傳真／ 2571-0197
著作權顧問／蕭雄淋律師

2018 年 12 月 1 日 初版一刷
2024 年 6 月 15 日 初版七刷
售價新台幣 380 元（缺頁或破損的書，請寄回更換）

ylib 遠流博識網

http://www.ylib.com
e-mail:ylib@ylib.com